Ernährungsforschung

Wissenschaft und Praxis

Herausgegeben vom
Zentralinstitut für Ernährung
der Akademie der Wissenschaften
der DDR

in Zusammenarbeit mit
der Gesellschaft
für Ernährung in der DDR

der Arbeitsgruppe Ernährung
beim Nationalen Komitee für
Gesundheitserziehung der DDR

und dem Warenzeichenverband
Diätetische Erzeugnisse der DDR e.V.

Akademie-Verlag · Berlin

Heft 6 · 1975 · Band 20

Ernährungsforschung
Wissenschaft und Praxis

Schrift über gesunde Ernährung, ihre Grundlagen und Anwendung

Heft 6 · 1975 · Band 20

Inhalt

Herausgeber:
Zentralinstitut für Ernährung der Akademie der Wissenschaften der DDR
(Direktor: Prof. Dr. habil. H. Haenel)

in Zusammenarbeit mit
der Gesellschaft für Ernährung in der DDR (Vorsitzender: Prof. Dr. habil. H. Schmandke),
der Arbeitsgruppe Ernährung beim Nationalen Komitee für Gesundheitserziehung der DDR
(Leiter: Prof. Dr. habil. H.-A. Ketz) und
dem Warenzeichenverband Diätetische Erzeugnisse der DDR e. V. (Generaldirektor: F. Schmidt)

Redaktion: Dr. F. Baum (verantwortlicher Redakteur), Dr. J. Proll,
Zentralinstitut für Ernährung, DDR 1505 Bergholz-Rehbrücke, Arthur-Scheunert-Allee 114—116

Von den abgedruckten Beiträgen stehen den Autoren keine Sonderdrucke zur Verfügung

Erschienen im Akademie-Verlag, 108 Berlin, Leipziger Str. 3—4

Lizenznummer: 202 · 100/538/75
Gesamtherstellung: VEB Druckerei „Thomas Müntzer“, 582 Bad Langensalza
Bestellnummer: 762 070 9 (2074/20/6) · LSV 2045
Printed in GDR
EVP 5,—

Fortschrittsberichte und Übersichten

Aromaprobleme in Nahrung und Ernährung

4. Möglichkeiten und Grenzen instrumenteller Analysenmethoden

W. Rödel und R. Schrödter

Drei Besonderheiten zeichnen die Aromaanalytik aus:

1. Die Aromastoffe sind in Lebensmitteln nur in sehr geringen Anteilen vorhanden; schon unvorstellbar kleine Mengen können Geruchsempfindungen auslösen.
2. Das Aroma von Lebensmitteln ist sehr komplex zusammengesetzt.
3. Die Aromastoffe sind flüchtig.

Die erste Feststellung möge ein Empfindlichkeitsvergleich der menschlichen Nase mit dem am häufigsten in der Gas-Chromatographie verwendeten Detektor, dem hochempfindlichen Flammenionisationsdetektor (FID), verdeutlichen. Unter optimalen Bedingungen lassen sich mit dem FID noch zirka 10^{-12} g Substanz/s nachweisen. Unsere Nase vermag aber beispielsweise noch $2 \cdot 10^{-13}$ g Vanillin in 1 l Luft, das wären bei einem Atemzug von 20 ml nur $4 \cdot 10^{-15}$ g, zu registrieren. Dies liegt deutlich jenseits unserer derzeitigen analytischen Nachweisgrenzen. Methoxypyrazine sind ebenfalls sehr geruchsintensiv und spielen u. a. in Erbsen eine Rolle, wo sie in Konzentrationen von nur $1:10^{11}$ bis $1:10^{12}$ enthalten sind. Anschaulicher wird diese Angabe durch Umrechnung, woraus resultiert, daß diese Substanzen in Mengen von nur 1 bis 10 g pro 1 Million Tonnen Erbsen vorkommen. Wenn es sich hier auch um Extremfälle handelt, so beträgt die Konzentration einzelner Aromastoffe in der Regel nur wenige Nano- oder Mikrogramm und die Gesamtmenge an Aromastoffen 10 bis 300 Milligramm pro Kilogramm Lebensmittel. Zur Aromaanalyse sind daher Analysengeräte mit hoher Nachweisempfindlichkeit erforderlich.

Die letzten Angaben weisen bereits auf die Komplexität der Aromagemische in Lebensmitteln hin, die sich an einem Kapillar-Gas-Chromatogramm des Kaffeearomas demonstrieren läßt.

Das Chromatogramm weist insgesamt 404 Peaks auf. Die im Aromakomplex der Lebensmittel nachgewiesenen Komponenten übersteigen in der Mehrzahl der Fälle die Zahl 100, wobei Verbindungen aus nahezu allen chemischen Klassen vertreten sind. Daraus resultiert die Notwendigkeit der Anwendung von Trennmethoden mit sehr hoher Trennleistung.

Schließlich sei noch auf die Flüchtigkeit der Aromastoffe verwiesen. Rund 83% aller Aromastoffe haben ein Molekulargewicht kleiner als 200. Damit sind insbesonders Probleme bei der Probenaufbereitung verbunden.

Isolierung und Anreicherung von Aromastoffen

Eine direkte Aromastoffanalyse ist nur in wenigen Fällen, z. B. bei Weinbränden, möglich. Ansonsten muß der eigentlichen Analyse die Aufbereitung der Probe vorangehen, die zwei Ziele verfolgt:

- Abtrennung der flüchtigen Aromastoffe von nichtflüchtigen Bestandteilen, um Störungen bei der gaschromatographischen Trennung auszuschalten.
- Anreicherung der Aromastoffe.

Der Probenaufbereitung kommt somit in der Analytik der Aromastoffe eine sehr große Bedeutung zu. In der Regel übersteigt der Zeitaufwand dafür die reine Analysenzeit um ein beträchtliches. Bei der Aufbereitung der Probe begangene Unachtsamkeiten können ein völlig falsches Analysenergebnis zur Folge haben. Insbesondere ist auf folgende Fehlerquellen zu achten:

- Verluste an leichtflüchtigen Komponenten.
- Einbringen von Verunreinigungen in die Probe, z. B. aus Lösungsmitteln.
- Artefaktbildung in der Probe durch chemische Umsetzungen.

Das Kriterium für eine fehlerfreie Isolierung und Anreicherung der Aromastoffe ist der sensorische Vergleich von Ausgangsprodukt und Aromakonzentrat. Nur wenn der typische Geruch erhalten geblieben ist, ist eine grobe Veränderung der Probe auszuschließen und die analytische Untersuchung sinnvoll.

Die Art des Probenmaterials entscheidet in erster

Linie über die anzuwendenden Isolierungs- und Konzentrierungsmethoden. So ist die Extraktion mit einem leichtsiedenden Lösungsmittel (Äther, Pentan, Freone) eine bevorzugte Operation zur Gewinnung von Aromastoffen aus wasserreichen Lebensmitteln, z. B. Fruchtsäften. Die Isolierung von Aromastoffen aus Fetten und Ölen erfolgt vorzugsweise mittels Vakuum oder Durchleiten eines Inertgasstromes. Bei einer Auswertung von 300 Veröffentlichungen auf dem Aromagebiet ergibt sich nach Weurman die Häufigkeit der einzelnen Methoden wie folgt: An der Spitze liegt die Destillation mit ihren verschiedenen Formen, die in 76% der Arbeiten angewandt wird, es folgen Extraktion (60%), chemische Reaktionen (30%), Adsorption (8%) und Gefrierkonzentrierung (1%). In der Mehrzahl der Fälle kommen mehrere Schritte kombiniert zur Anwendung.

Neben der Art des Probenmaterials ist die Aufgabenstellung zu berücksichtigen. So ist der zu betreibende Aufwand zur quantitativen Bestimmung eines Spurenbestandteiles ungleich höher anzusetzen als beim qualitativen Nachweis einer Komponente, die in relativ großen Mengen im Aromagemisch vorkommt. In diesem Zusammenhang soll auf eine Methode zur gas-chromatographischen Bestimmung flüchtiger Komponenten hingewiesen werden, die bei der Untersuchung von Aromastoffen wertvolle Dienste leisten kann, die sogenannte Kopfraum-Technik (Head-Space-Technik). In ihrer einfachsten Form wird die Probe in einem geschlossenen Gefäß bei einer konstanten Temperatur gehalten und nach Einstellung des Gleichgewichtes aus dem Dampfraum mittels einer gasdichten Spritze ein definiertes Volumen entnommen und untersucht. Der Nachteil der Methode liegt in der geringen Empfindlichkeit. Vorteile der Head-Space-Technik sind geringer Zeitaufwand, kleine Probemengen und die Tatsache, daß bei dieser Art der Probennahme ähnlich dem Geruchsvorgang die Konzentrationsverhältnisse in der Dampfphase erfaßt werden.

Trennmethoden

Die Trennmethode der Wahl in der Aromaanalytik ist die Gas-Chromatographie. Andere Verfahren, wie die Dünnschicht- und die Säulenchromatographie, werden zwar insbesondere bei der Untersuchung bestimmter Gruppen oder bei der Aufspaltung in Gruppen angewendet, sind aber bei weitem nicht so leistungsfähig wie die Gas-Chromatographie. Diese ergibt Trennleistungen, die vor ihrer Einführung utopisch erschienen.

In jüngster Zeit findet mit der Hochdruck-Flüssigkeits-Chromatographie ein weiteres chromatographisches Verfahren zunehmende Anwendung. Obwohl diese Methode gegenwärtig hinsichtlich ihrer Empfindlichkeit hinter der Gas-Chromatographie zurückbeibt, bieten sich Möglichkeiten eines vorteilhaften Einsatzes bei der Analyse thermolabiler Aromastoffe und vor allen Dingen bei Untersuchung nichtflüchtiger Aromavorläufer.

Identifizierung

Die Gas-Chromatographie ist eine hervorragende Trennmethode, ihre Aussagekraft hinsichtlich der Identifizierung unbekannter Substanzen ist jedoch begrenzt. Hinweise über die Art der Verbindung können erhalten werden

- über Retentionsdaten,
- durch Detektoren mit selektiver Anzeige und
- durch Reaktions-Gas-Chromatographie, d. h. Durchführung chemischer Reaktionen, z. B. Oxydation oder Hydrierung, unmittelbar vor oder nach der Trennsäule.

Eine in der Aromaforschung praktikable zusätzliche Möglichkeit der Substanzcharakterisierung ist die Geruchsprüfung der gas-chromatographisch getrennten Fraktionen. Dazu wird der Eluatstrom so geteilt, daß ein kleiner Teil zum Detektor geführt wird, der größere jedoch ins Freie gelangt und auf seinen Geruch untersucht werden kann.

Eine gesicherte Identifizierung ist vielfach, insbesondere bei komplexen Gemischen, wie sie in der Aromaforschung alltäglich sind, ohne spektrometrische Methoden nicht möglich. Die Massenspektrometrie muß hier an erster Stelle genannt werden. Vor allen Dingen hat die direkte Kopplung der Gas-Chromatographie mit der Massenspektrometrie in der Aromaforschung neue Maßstäbe gesetzt.

Auch die Kombination Gas-Chromatographie/IR-Spektroskopie ist Realität geworden, in jüngsten Zeiten sogar die Kopplung der Gas-Chromatographie mit der Kernresonanzspektroskopie. Gegenwärtig liegen aber die dazu erforderlichen Substanzmengen im Bereich um 1 Milligramm, so daß die Anwendung in der Aromaforschung auf Einzelfälle beschränkt bleiben muß. In der Regel müssen daher die Komponenten mittels der präparativen Gas-Chromatographie isoliert werden, bevor eine spektroskopische Untersuchung erfolgen kann.

Prinzipielle Unterschiede zwischen sensorischer und instrumenteller Aromaanalyse

Ein grundlegender Unterschied zwischen sensorischer und instrumenteller Aromaanalyse existiert bereits bei der Probenapplikation. Während beim Geruchsvorgang die einzelnen Aromastoffe ihrer Konzentration im Dampfraum entsprechend registriert werden, wird bei der instrumentellen Aromaanalyse eine quantitative Isolierung aller Aromastoffe angestrebt. Diese Head-Space-Technik bei der Gas-Chromatographie kommt — wie bereits erwähnt — zumindest in dieser Beziehung dem Geruchsvorgang nahe.

Beim Riechen eines Lebensmittels gelangen zwar die einzelnen Aromastoffe in die Riechzone, der Mensch nimmt aber nur eine komplexe Geruchsempfindung wahr, die sich nicht durch einfache Addition aus den verschiedenen Aromastoffen ergibt. Hier werden verschiedene Effekte wie Synergismus, Maskierung, Veränderung der Geruchsqualität, Adaptation usw. wirksam. Instrumentelle Analysenmethoden trennen den Aromakomplex auf und liefern die Konzentrationen der einzelnen Aromastoffe ohne wechselseitige Beeinflussungen.

Es gibt keinen analytischen Detektor, der eine zum Geruch in Beziehung stehende Anzeige liefert, d. h. die Größe eines Peaks im Gas-Chromatogramm liefert a priori keinen Hinweis auf die Art oder Intensität des Geruches dieser Komponente. Erst durch Verknüpfung mit sensorischen Befunden können instrumentell-analytische Daten Aussagekraft für die Aromaforschung erhalten.

Eine Möglichkeit zur Ermittlung derartiger Beziehungen ist die qualitative sensorische Prüfung einzelner Fraktionen oder Komponenten eines Aromastoffgemisches. In einigen Fällen hat dies zum Auffinden von sogenannten Schlüsselsubstanzen, d. h. für das entsprechende Aroma essentiellen, charakteristischen Aromastoffen, geführt. Einschränkungen erfährt diese Methode durch die Veränderung von Einflußgrößen, die zwangsläufig mit derartigen sensorischen Prüfungen verbunden sind, wie Medium, Konzentration, Temperatur und Wechselwirkungen, auf die bereits oben hingewiesen wurde.

Eine andere Möglichkeit stellen quantitative Angaben einzelner Aromastoffe in Verbindung mit Kenntnissen über Zusammenhänge von Konzentration und Geruchsempfindung dar. Für letztere existiert jedoch keine allgemeingültige Beziehung, die es erlauben würde, aus Konzentrationsangaben eines Stoffes exakte Aussagen über dessen sensorische Wirksamkeit zu machen. Auch der häufig benutzte Aromawert, das ist der Quotient aus der ermittelten Konzentration eines Aromastoffes und seinem Schwellenwert, ist nur bedingt einsetzbar. Eine wichtige Voraussetzung für eine derartige Betrachtungsweise ist, daß alle Aromastoffe bei gleichem Aromawert gleiche Geruchsintensitäten aufweisen. Dem stehen jedoch experimentelle Befunde entgegen, die zeigen, daß die Zunahme der Geruchsintensität mit der Konzentration bei den einzelnen Aromastoffen große Unterschiede aufweist. Hinzu kommt noch, wie bereits erwähnt, daß sich das Aroma eines Gemisches nicht additiv aus dem Geruch seiner Komponenten zusammensetzt. Trotz dieser Einschränkungen hat die Verwendung des Aromawertes in Ermangelung besserer Möglichkeiten seine Berechtigung.

Die genannten Schwierigkeiten mögen wohl der Grund dafür sein, daß viele Arbeiten über Aromen ausschließlich analytischen Charakter tragen, als deren Ergebnis zwar umfangreiche Tabellen über nachgewiesene flüchtige Stoffe, aber keine Aussagen über die Aromawirksamkeit der einzelnen Verbindungen resultieren.

Anwendungsbeispiele

Die Bildung von Aromastoffen ist Gegenstand zahlreicher Untersuchungen. So wurde z. B. mittels gas-chromatographischer und massenspektrometrischer Untersuchungen unter Verwendung radioaktiv markierter Aminosäuren festgestellt, daß Leucin und Valin als Aromavorläufer zahlreicher Aromastoffe der Banane anzusehen sind. Auch die Biogenese anderer Fruchtaromastoffe wurde erfolgreich bearbeitet. Als Vorläufer für Hexanal und 2-Hexenal – beide Verbindungen riechen nach frischem Gras und spielen in Lebensmitteln als Geruchskomponenten eine Rolle –, wurden Linol- bzw. Linolensäure er-

Tabelle 1

Schlüsselsubstanzen einiger Lebensmittel

2-Methylbuttersäureäthylester	Apfel (Golden delicious)
trans-2-cis-4-Dekadiensäureäthylester	Bartlett-Birne
1-Okten-3-ol	Pilz
Anthranilsäuremethylester	Konkord/Tessiner-Traube
4-(4-Hydroxy-phenyl)-2-butanon	Himbeere
Zitral und 2-Nonanon	Zitrone
Nootkaton	Grapefruit
2-Methoxypyrazine	Schoten, Pfeffer, Paprika
γ-Undekalakton	Pfirsich
2-trans-6-cis-Nonadienal	Gurke
Äthylvinylketon	Sojabohnen (roh)
3-Phenylglycidsäureäthylester	Erdbeere
1,4,5,6-Tetrahydro-2-acetyl-pyridin	frisches Brot
Menthol	Pfefferminze
Methylallyl-disulfid	Knoblauch
3-Isobutyliden-3a,4-dihydrophthalid	Sellerie
2,5-Dimethyl-4-hydroxy-2,3-dihydro-3-furanon	Ananas
Eugenol	Nelke
Vanillin	Vanilleschote

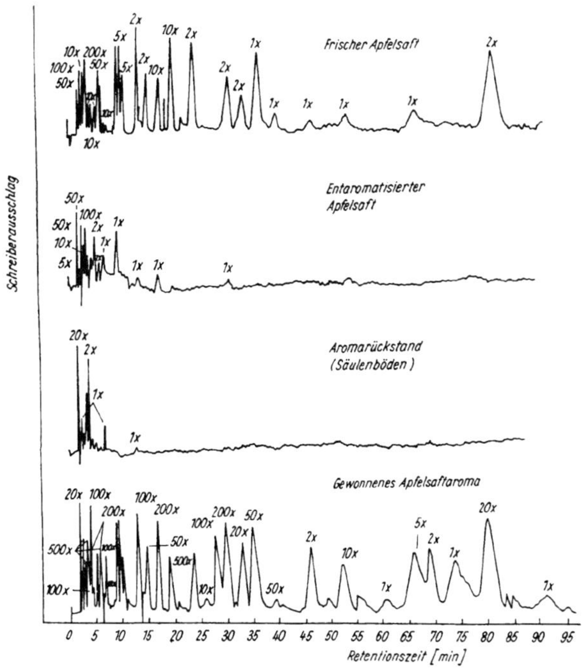

Abb. 1. Aromagramme verschiedener Apfelsaftfraktionen (Die Peaks sind verkürzt dargestellt; Zahlen = Multiplikationsfaktor) (nach Bomben, Kitson und Morgan)

kannt. Auch die Bildung der für das Aroma einer Reihe von Gemüsearten besonders interessanten Schwefelverbindungen ist kein Neuland mehr. Dies trifft gleichermaßen für Aromastoffe zu, die sich erst durch thermische Behandlung bilden, wie bei Fleisch, Kaffee, Kakao, Brot. Hierbei spielen Aminosäuren und Zucker als Aromavorläufer eine zentrale Rolle. Die Notwendigkeit hochleistungsfähiger Analysenmethoden schon bei Modellversuchen wird deutlich gemacht durch die Tatsache, daß beim Erhitzen von Glukose allein 78 flüchtige Verbindungen nachweisbar sind.

Mit fortschreitender Technisierung des Lebensmittelsektors rückt das Problem der Aromaerhaltung mehr und mehr in den Vordergrund. Nicht selten stehen Aromaveränderungen der Einführung neuer Technologien bzw. neuer Produkte entgegen. Mit der Gas-Chromatographie hat man z. B. eine objektive Methode zur Hand, Technologien zu optimieren und zu kontrollieren. Abbildung 1 zeigt dies anhand der Gewinnung von Apfelsaftaromakonzentraten. Hierzu ist es nicht notwendig zu wissen, welche Substanzen die einzelnen Peaks hervorrufen. Analog können auch die günstigsten Lagerungsbedingungen eines Produktes ermittelt oder die Lagerung selbst überprüft werden.

Generell lassen sich instrumentell-analytische Methoden mit Vorteil einsetzen, wenn es gilt, Veränderungen festzustellen und zu charakterisieren. Hierunter fällt das Erkennen von Verfälschungen, z. B. Verschneiden von Orangensäften und Weinbränden, die sich insbesondere dann nachweisen lassen, wenn eine Vergleichsprobe zur Verfügung steht. Eine andere Anwendungsmöglichkeit ist das Feststellen von Unterschieden in gleichartigen Produkten, wie Sortenunterschiede. Mit Hilfe der Gas-Chromatographie kann auch z. B. die geographische Herkunft von Pfefferminzölen ermittelt werden.

Die Identifizierung von Stoffen, die Fehlgerüche (Off-Flavour) verursachen, ist ein weiteres Anwendungsgebiet. So konnte mit Hilfe von Gas-Chromatographie und Massenspektrometrie nachgewiesen werden, daß das Androgensteroid 5-Androst-16-en-3-on in Mengen von nur 1 bis 2 ppm (= mg/kg) für den Ebergeruch von Schweinefleisch verantwortlich zu machen ist. Als Ursache für einen Fehlgeruch von Fleisch wurde ein Bestandteil des Verdünnungsmittels erkannt, das beim Streichen der Lagerräume benutzt worden war, das Mesityloxid, welches mit Schwefelwasserstoff ein nach Katzen riechendes Merkaptan bildet. Das Auffinden der Ursache kann für Versicherungs- oder Regressleistungen von großer Bedeutung sein.

Im vorangegangenen Kapitel wurde auf die Schwierigkeiten, instrumentell-analytische Daten mit sensorischen Eigenschaften zu verknüpfen, hingewiesen. Wie wichtig dies ist, soll am Apfelsaft demonstriert werden. Bei der sensorischen Analyse der einzelnen Fraktionen des in Abbildung 2 wiedergegebenen Gas-Chromatogramms zeigte sich, daß der Peak 11 mit nur 1,4% Flächenanteil 82% des Geruchs bewirkte. Es handelt sich dabei um 2-Methylbuttersäureäthylester, der eine Schlüsselstellung beim Apfelsaftaroma ausübt. Bisher hat man nur für einige Lebensmittel Schlüsselsubstanzen finden können (Tabelle 1).

Das angeführte Beispiel Apfelsaft zeigt die Problematik beim Einsatz instrumenteller Methoden zur Qualitätsbewertung von Lebensmitteln. Am besten sollten sich Qualitätsschwankungen in Veränderungen des Peaks 11 widerspiegeln, dessen quantitative Erfassung aber schwierig ist. Schließlich kann ein Gas-Chromatogramm der flüchtigen Stoffe naturgemäß nichts über das Zucker-Säure-Verhältnis,

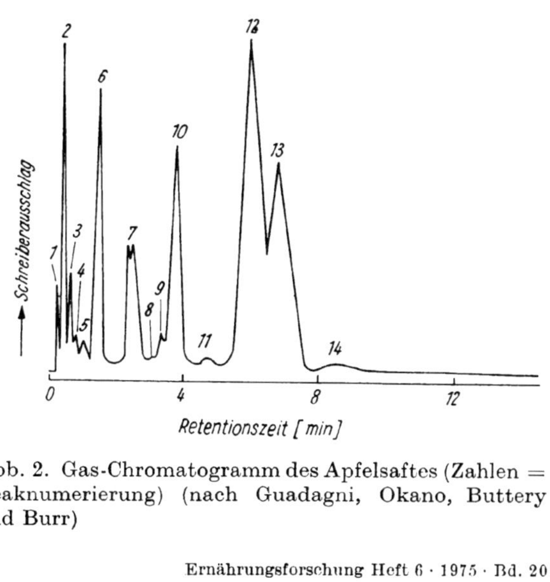

Abb. 2. Gas-Chromatogramm des Apfelsaftes (Zahlen = Peaknumerierung) (nach Guadagni, Okano, Buttery und Burr)

eine wichtige Qualitätsgröße bei Apfelsaft, aussagen. Trotzdem konnte bei einer Reihe von Lebensmitteln ohne Erkennen des ursächlichen Zusammenhanges nachgewiesen werden, daß bestimmte Inhaltsstoffe in Beziehung zur sensorischen Qualität stehen. Sie werden vielfach Indikatorsubstanzen genannt. Ihre Ermittlung erfolgt auf rein empirischem Wege, wobei der elektronischen Datenverarbeitung große Bedeutung zukommt. So konnten ausgehend von der gaschromatographischen Analyse flüchtiger Inhaltsstoffe des Kaffees mittels Computerauswertung charakteristische Peakverhältnisse ermittelt werden, die unabhängig vom Röstgrad mit den sensorischen Eigenschaften korrelierten. Ähnliche Wege wurden auch zur Qualitätsbewertung von Tee, Tabak, Kartoffelchips, Apfelsaft u. a. beschritten. Es ist einzuschätzen, daß instrumentell-analytische Methoden zunehmend bei der Qualitätsbewertung von Lebensmitteln Platz ergreifen werden, daß sie aber vorwiegend als Ergänzung zur sensorischen Prüfung und zur Ermittlung einzelner Qualitätsmerkmale eingesetzt werden. Eine absolute Qualitätseinschätzung ausschließlich auf instrumentell-analytischer Basis wird auf Sonderfälle beschränkt bleiben.

Aus dem bisher Dargelegten wird auch verständlich, daß die Simulierung von Lebensmittelaromen auf der Basis analytischer Befunde nur zu Teilerfolgen geführt hat. Beispielsweise besaß eine synthetische Mischung, die nach gas-chromatographischer Analyse eines Orangenaromes zusammengestellt worden war, zwar einen zitrusartigen Charakter, ließ aber das volle Orangenaroma vermissen.

Moderne Analysenverfahren haben, wie anhand einiger Beispiele dargelegt wurde, die Aromaforschung in starkem Maße stimuliert und den Erkenntnisstand erweitert. Ohne in Pessimismus zu verfallen, muß allerdings vor einer Überschätzung gewarnt werden. Das betrifft auch die Gas-Chromatographie und die Massenspektroskopie. Noch ist auf dem Aromagebiet viel Neuland zu bearbeiten. Der sinnvolle Einsatz bekannter und die Entwicklung neuer Analysenmethoden werden jedoch sicher zu weiteren Fortschritten führen.

Dr. W. Rödel und DLC R. Schrödter
Zentralinstitut für Ernährung
der AdW der DDR
Potsdam-Rehbrücke

Wichtiger Hinweis an unsere Abonnenten und Leser

Mit dem Heft 6 des Bandes 20 erscheint die „Ernährungsforschung — Wissenschaft und Praxis" letztmalig als Schriftenreihe. Ab Band 21, Heft 1 (1976) erfolgt die Umstellung zu einer Zeitschrift, wobei das mit dem Band 19 eingeführte Gesicht des Publikationsorgans beibehalten wird. Auch Umfang, Preis und Erscheinungsweise (6mal jährlich) bleiben unverändert.

Die Auslieferung der Zeitschrift „Ernährungsforschung — Wissenschaft und Praxis" wird vom Postzeitungsvertrieb fortgeführt, der auch alle vorliegenden Fortsetzungsbestellungen übernimmt.

Verlag und Herausgeber

Einsatz von neuartigen, gelbildenden Stärkehydrolysenprodukten in der Lebensmittelindustrie

M. Richter, F. Schierbaum und S. Augustat

Herstellung und Anwendung von Stärkehydrolysenprodukten in der Lebensmittelindustrie sind seit langem bekannt. Der Traubenzucker, der dextrosereiche sogenannte „total sugar“ sowie zahlreiche Stärkesirupe unterschiedlicher Zusammensetzung werden durch saure bzw. enzymatische Hydrolyse hergestellt. Sie sind wasserlöslich und besitzen Hydrolysengrade, die durch ein Dextrose-Äquivalent (DE) von über 25% gekennzeichnet sind. Ihre hauptsächlich vom Abbaugrad abhängigen Haupteigenschaften wie Süße, Körperbildung und Kristallisationshemmung sichern diesen Produkten, oftmals in Kombination mit Saccharose, eine vielfältige und mengenmäßig bedeutende Anwendung bei der Lebensmittelherstellung.

In den letzten Jahren ist eine neue Gruppe von Stärkehydrolysenprodukten auf den Markt gekommen, die durch enzymatischen Abbau von Cerealienstärken gewonnen werden und ein niedriges DE im Bereich 10 bis 25% aufweisen. Sie werden in Pulverform gehandelt und von den einzelnen Herstellern unter den Handelsnamen „MALTRIN“, „SNOWFLAKE Maltodextrin“, „MOR-REX Hydrolyzed Cereal Solids“ oder „Amaizo FRO-DEX“ vertrieben. Die Produkte lösen sich in Wasser vollständig. Dabei entstehen klare Lösungen, deren Viskosität vom Trockensubstanzgehalt und vom Abbaugrad abhängig ist. Bei diesen Produkten nehmen mit steigendem DE-Wert Bräunungsreaktion, Gefrierpunktserniedrigung, Hygroskopie, Süße und Löslichkeit zu, während „Körper“bildung, Haftvermögen, Schaumstabilisierung, Viskosität und Hemmung der Bildung grober Eiskristalle abnehmen.

In jüngster Zeit sind noch weitere Maisstärkeabbauprodukte mit sehr niedrigem DE-Wert (etwa 4 bis 8%) bekannt geworden. So zeigt z. B. das MALTRIN-D 500 einen leichten Cerealiengeschmack und kann in Wasser bis auf Trockensubstanzgehalte von 40% gelöst werden; dabei entstehen aber nicht mehr klare, sondern opake Lösungen.

Der Hauptaspekt für die Anwendung all dieser bekannten Hydrolysenprodukte mit niedrigem DE besteht in folgendem: Bei ihrem Einsatz an Stelle konventioneller Stärken vermeidet man einige nachteilige Eigenschaften, die diese in unabgebautem Zustand aufweisen. Dazu gehören vor allem die typisch kleistrig-klebrige Beschaffenheit, der charakteristische Geschmack und die schlechte Wasserlöslichkeit der unabgebauten Stärken. Ein weiterer Nachteil normaler Stärkedispersionen besteht darin, daß sie beim Gefrieren irreversible Umwandlungen erfahren und die Stärke nach dem Auftauen als wasserunlösliche, schwammähnliche Masse vorliegt. In einigen Lebensmittelzubereitungen wird die süßschmeckende Saccharose durch die weniger süßen Stärkehydrolysenprodukte mit niedrigem DE ausgetauscht. Hierdurch werden der Gebrauchswert, der Geschmack, der sogenannte „Körper“ und oft auch die Herstellungstechnologie der Lebensmittel verbessert. Eine wesentliche Senkung des physiologischen Brennwertes wird dabei aber nicht erreicht, weil die Hydrolysenprodukte etwa den gleichen Kaloriengehalt wie Stärke oder Saccharose besitzen.

Herstellung und Eigenschaften von gelbildendem SHP

Im Hinblick auf die gesundheitliche Notwendigkeit, den Kaloriengehalt von Lebensmitteln und Lebensmittelzubereitungen in den hochentwickelten Industrieländern zu senken, erscheint es aussichtsreich, vor allem Fett mit seinem hohen physiologischen Brennwert ganz oder teilweise auszutauschen, z. B. durch ein geeignetes Kohlenhydrat-Wasser-System. Im Zentralinstitut für Ernährung der AdW der DDR ist ein solcher „Fettaustauscher“ entwickelt worden. Er wird in der DDR bereits im technischen Versuchsbetrieb produziert.

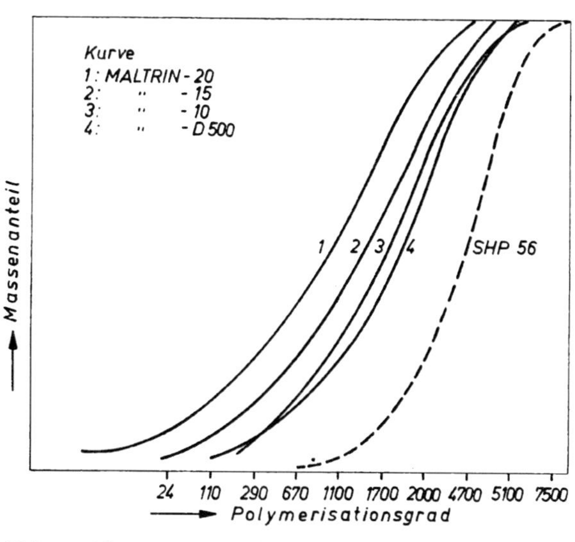

Abb. 1. Massenanteile der Polymerisationsgrade von SHP und verschiedenen MALTRIN-Präparaten mit unterschiedlichem DE

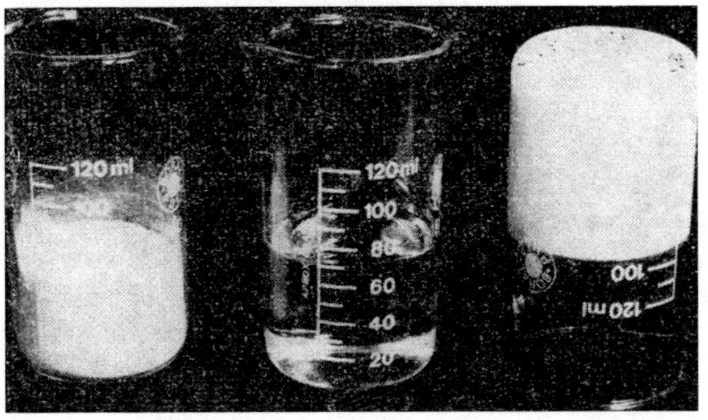

Abb. 2. Aus Wasser und SHP-Pulver hergestelltes SHP-Gel (Foto von 25 g SHP, 75 g Wasser und 100 g Gel jeweils in einem Becherglas, wobei das mit dem Gel umgedreht ist, um zu demonstrieren, daß es sich nicht um eine weißtrübe Lösung handelt)

Dieses neuartige Hydrolysenprodukt wird meist in abgekürzter Form als SHP bezeichnet.

Herstellung von SHP

SHP wird durch enzymatischen Abbau von Kartoffelstärke nach einem bestimmten Temperatur-Zeit-Programm hergestellt. Dabei wird die Temperatur so geführt, daß man ein Stärkehydrolysat mit besonderer Molekülgrößenverteilung bei einem DE-Wert von 5 bis 8% erhält. Das Hydrolysat wird nach Reinigung im Sprühverfahren getrocknet und liegt dann als weißes Pulver mit einer Restfeuchte von 5 bis 10% vor. Die Trockensubstanz von SHP besteht zu über 99% aus verdaulichen Kohlenhydraten. Das Produkt ist frei von Schwermetallen und sonstigen Verunreinigungen.

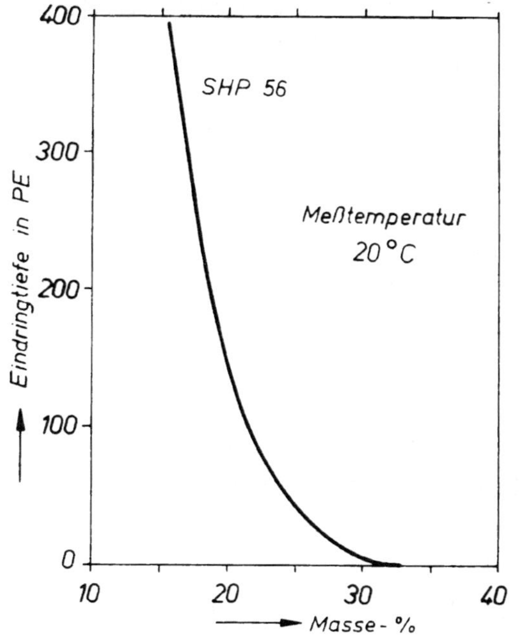

Abb. 3. Abhängigkeit der in Penetrometereinheiten PE ausgedrückten Eindringtiefe eines Normkörpers vom Trockensubstanzgehalt von SHP-Wasser-Systemen (maximale Eindringtiefe 400 PE)

Einige chemische Eigenschaften von SHP

In Abbildung 1 sind die Massenanteile der Polymerisationsgrade von SHP, MALTRIN-D 500, MALTRIN-10, MALTRIN-15 und MALTRIN-20 gegenübergestellt. Man erkennt, daß sich das SHP in der Zusammensetzung von dem im DE-Wert ähnlichen MALTRIN-D 500 deutlich unterscheidet. Mit steigendem Abbaugrad verschieben sich die Massenanteile zu kleineren Molekülgrößen. SHP vermag mit Jod gefärbte Komplexe zu bilden, die bei Jodnormalitäten von $4 \cdot 10^{-4}$ N ein Absorptionsmaximum im Wellenlängenbereich von 530 bis 550 nm zeigen. Dieses Absorptionsmaximum wird bei Erhöhung der Jodkonzentration nach kleineren Wellenlängen verschoben. Darin unterscheidet sich das SHP auch analytisch eindeutig von anderen Stärkehydrolysenprodukten mit gleichem DE-Wert.

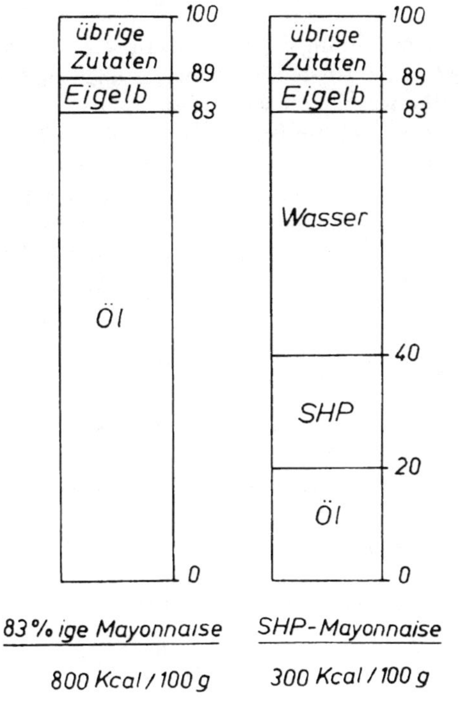

Abb. 4. Rezeptur und Kaloriengehalt üblicher und mit SHP hergestellter Mayonnaise

Einige physikalische Eigenschaften von SHP

SHP ist in Wasser gut löslich. Zur Herstellung von SHP-Lösungen wird das Pulver entweder mit dem Wasser erhitzt oder aber mittels eines Rührers oder Homogenisators in kaltem Wasser gelöst. Bei entsprechendem SHP-Wasser-Verhältnis bilden sich beim Stehen aus den SHP-Solen die Gele aus. Abbildung 2 zeigt die Massen-Verhältnisse von SHP-Pulver und Wasser, die zu 100 g eines festen 25%igen SHP-Gels führen.

Die Konsistenz der Gele wird bei gleicher Temperatur vor allem durch den Trockensubstanzgehalt bestimmt. In Abbildung 3 ist die in Penetrometereinheiten (PE)

Rezeptur für Tortencremes		Litergewicht	Fett x)	Vollei	Zucker	SHP	Wasser	Kcal bezogen auf	
		kg/l	%	%	%	%	%	100 g	100 ml
I	übliche Creme	06	60	13	27	0	0	570	330
II	SHP-Creme	0,73	30	0	12	17	41	340	240

x) Fett = Butter oder Margarine (20 % Wasser)

Abb. 5. Rezeptur und Kaloriengehalt üblicher und mit SHP hergestellter Tortencremes
Rezeptur I (französische Creme) Rezeptur II (SHP-Creme)

ausgedrückte Eindringtiefe eines Normkörpers in SHP-Gele in Abhängigkeit vom Masseanteil (in%) graphisch dargestellt. Zwischen 25 und 30 Masse-% erhält man pastöse, streichfähige, formbeständige Massen mit einer Konsistenz, die ähnlich wie bei den gebräuchlichen Nahrungsfetten (z. B. Butter, Margarine oder Schmalz) ist. Bei Trockensubstanzgehalten oberhalb 30% erhält man schnittfeste Gele.
Wenn SHP-Gele auf Temperaturen von 50 bis 70 °C erhitzt werden, so schmelzen sie, wobei opake,viskose, wäßrige Lösungen entstehen, die beim Wiederabkühlen erneut zu Gelen erstarren. Die Gele lassen sich auch einfrosten, und beim Auftauen bildet sich die ursprüngliche Konsistenz wieder zurück.

Anwendungstechnisches Verhalten von SHP

Die aus SHP hergestellten Gele sind mit den gebräuchlichen Nahrungsfetten wie Butter, Margarine und Schmalz vollständig und mit Pflanzenölen teilweise mischbar. Sie zeichnen sich weiterhin durch Geschmacksneutralität, ihre den natürlichen Nahrungsfetten nahekommende Konsistenz sowie ihr den Fetten analoges Schmelzverhalten im Munde aus.

Einsatz von SHP als Fettaustauscher in kalorienreduzierten Lebensmitteln

Aufgrund der besonderen Eigenschaft von SHP-Gelen, mit Fetten mischbar zu sein, eröffnen sich umfassende neue Möglichkeiten zur Bereitung fettreduzierter und damit kalorienreduzierter Produkte. Die Kalorienreduzierung wird dadurch erzielt, daß die Gele etwa 75% Wasser enthalten und daß ihre Trockensubstanz aus einem leichtverdaulichen Kohlenhydrat besteht; so enthalten 100 g Gel nur etwa 100 kcal, dagegen 100 g Fett etwa 800 kcal.
Die SHP-Gele können als Fettaustauscher überall dort eingesetzt werden, wo das Fett in herkömmlicher Weise als konsistenz- und körperbildender Stoff fungiert, z. B. bei der Herstellung und Verarbeitung fettreicher Lebensmittel wie Mayonnaisen, Remouladen, Brotaufstrichen und Tortencremes. Die Anwendung von SHP in Lebensmitteln ist nicht nur unter ernährungsphysiologischem Aspekt günstig, sondern bietet auch ökonomische und anwendungstechnologische Vorteile. Beispielsweise gelingt es mit SHP, den Pflanzenölgehalt von Mayonnaise von üblicherweise 83% auf Werte um 20% zu reduzieren. Dabei werden die sensorischen Eigenschaften nicht verschlechtert, und die Gebrauchseigenschaften werden sogar verbessert. Die so hergestellten kalorienreduzierten Mayonnaisen erleiden bei Lagerung selbst unter ungünstigen Klimabedingungen keine Phasentrennung. Sie eignen sich besonders für die Weiterverarbeitung zu kalorienreduzierten Fleisch-, Fisch- und Gemüsesalaten. Durch ihren Einsatz kann der Fettgehalt des Endproduktes wesentlich gesenkt werden.
Obwohl zur Erzielung streich- und spritzfähiger Lebensmittelzubereitungen relativ hohe SHP-Einsatzmengen von etwa 15 bis 20 Masse-% notwendig sind, erfolgt im Vergleich zu den konventionellen Produkten keine Verschlechterung der sensorischen Eigenschaften.

Weitere Anwendungsmöglichkeiten für SHP

Aufgrund des geringen Abbaugrades kann SHP ähnlich wie die bekannten Cerealienstärkehydrolysenprodukte mit niedrigem DE vielfältig in der Lebensmittelindustrie eingesetzt werden. So verleiht auch SHP den daraus hergestellten Produkten ausgezeichnete Eigenschaften in bezug auf Körperbildung in Getränken, Viskositätsverhalten, Schaumstabilisierung, Verhinderung der Bildung grober Eiskristalle, zeigt lediglich geringe Tendenz zu Bräunungsreaktionen und wirkt nur wenig gefrierpunktserniedrigend.
SHP läßt sich zur Sprüh- oder Gefriertrocknung empfindlicher Güter oder Lebensmittel einsetzen. Infolge der Mikroverkapselung trägt es zum Erhalt des Aromas beim Wasserentzug besonders von Frucht- und Gemüsemark bei. Infolge der fehlenden Hygro-

Material	Materialeinsparung kg/1000 l	Materialeinsparung kg/1000 kg
Fett	141	300
Zucker	72	147
Vollei	86	143
SHP-Einsatz	124	170

Anwendung von SHP in Tortencreme

SHP-Creme	übliche Creme	ökonomischer Nutzen TM/1000 l	ökonomischer Nutzen TM/1000 kg
M	M	0,8	1,8
M	B	2,9	5,2
B	B	2,1	3,5

M = Margarine B = Butter

Abb. 6. Ökonomischer Nutzen bei Verwendung von SHP zur Herstellung von Tortencremes

skopie lassen sich mit SHP als Zusatzstoff hygroskopische Güter, z. B. Tomatenmark, Eiweißhydrolysate oder Speisewürzen, gut trocknen. Weitere Einsatzgebiete ergeben sich für SHP als Dickungsmittel (z. B. in Suppen und Soßen), als Stabilisator (z. B. für Eiweißmassen) und als „körperbildender“ und wasserbindender Zusatzstoff (z. B. in Cremespeisen, Fruchtgetränken und Desserts).

Rezepturbeispiele für Wirtschaftlichkeitsgewinn und Kaloriensenkung bei SHP-Einsatz

An einigen ausgewählten Rezepturbeispielen sollen einige ökonomische Aspekte beim Einsatz von SHP besonders zur Herstellung von kalorienreduzierten Lebensmitteln behandelt werden.
In Abbildung 4 sind Rezeptur und Kaloriengehalt einer üblichen 83%igen Mayonnaise und einer mit SHP hergestellten Mayonnaise gegenübergestellt. Man erkennt, daß 63 kg Pflanzenöl durch 20 kg SHP und 43 kg Wasser ersetzt werden können. Wenn man mit einem Preis von SHP-Pulver rechnet, der dem von Pflanzenöl entspricht, so ergibt sich allein durch die Materialeinsparung ein ökonomischer Nutzen von 1,3 TM/t SHP-Mayonnaise. Hinzu kommt der ernährungsphysiologische Vorteil, daß der physiologische Brennwert von etwa 800 kcal/100 g auf etwa 300 kcal/100 g gesenkt worden ist, d. h. um 62,5%.
In Abbildung 5 sind 2 Rezepturen für Tortencremes dargestellt. Rezeptur I entspricht einer üblichen Creme nach französischer Art unter Verwendung von 60 Teilen Fett, Zucker und Eigelb. In Rezeptur II ist die Hälfte des Fettes und ein Teil des Zuckers durch 17 Teile SHP sowie durch 41 Teile Wasser ersetzt. Die Süße beider Cremes ist gleich, obwohl die Creme II weniger Zucker enthält. Offenbar wird die Süßkraft der Saccharose in Gegenwart des nicht süß schmeckenden SHP verstärkt. Auch sensorisch unterscheiden sich die Cremes I und II kaum voneinander. Lediglich im Litergewicht zeigt die Creme II etwas höhere Werte. Was die physiologischen Brennwerte betrifft, so ist die mit SHP hergestellte Creme deutlich kalorienvermindert (570 kcal/100 g bei Creme I gegenüber 340 kcal/100 g bei Creme II). Dieser Unterschied ist immer noch gegeben, wenn man den Vergleich nicht auf Masse, sondern auf Volumen bezieht. Die Kalorienreduzierung macht in diesem Falle noch 27% aus.
In Abbildung 6 ist der auf Grund der Materialeinsparung erzielte ökonomische Nutzen bei Verwendung von SHP-Creme (Rezeptur II) mit der von konventioneller Creme (Rezeptur I) verglichen. Auch hier werden die Werte sowohl auf Masse als auch auf Volumen bezogen. So spart man z. B. zur Herstellung von 1000 l Tortencreme 141 kg Fett, 72 kg Zucker und 86 kg Vollei ein. Daraus resultiert ein beträchtlicher ökonomischer Nutzen. In Abbildung 7 sind Tortenstückchen gezeigt, die mit SHP-Creme (Rezeptur II) hergestellt wurden. Die Garnierungen weisen die notwendige Konturenschärfe auf. Es hat sich gezeigt, daß diese Creme gegenüber mechanischer Beanspruchung stabiler als die leichtere französische Creme ist. Außerdem ist aufgrund des Fehlens von Eigelb bzw. Milch die Haltbarkeit derartiger Produkte bedeutend verbessert.

Cremewaffeln

Schließlich sei auf die Anwendung von trockenem SHP-Pulver als Füllstoff in Fettcremefüllungen von Frucht- und Schokoladenwaffeln hingewiesen. Hierbei ließ sich durch Senkung des Hartfetteinsatzes der Kaloriengehalt der Waffeln um 10% senken.

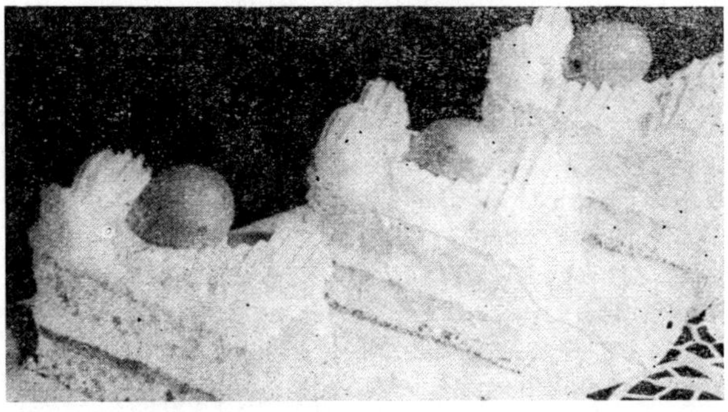

Abb. 7. Tortenstücke, die unter Verwendung kalorienreduzierter SHP-Fettcreme hergestellt wurden

Zusammenfassung

Ausgehend von den bereits international eingeführten Stärkehydrolysenprodukten mit niedrigem Hydrolysengrad (Dextroseäquivalent DE) auf Maisstärkebasis und deren anwendungstechnischen Eigenschaften wird ein neuartiges, gelbildendes Stärkehydrolysenprodukt (SHP) auf Kartoffelstärkebasis vorgestellt, das in der DDR entwickelt wurde. Die Herstellungsprinzipien sowie die wichtigsten chemischen und physikalischen Eigenschaften werden beschrieben. Von den zahlreichen Einsatzmöglichkeiten der neuen Produktgruppe werden besonders die Aspekte des Fettaustausches durch SHP-Gele und der damit verbundenen Herstellung kalorienreduzierter Lebensmittel in Verbindung mit technologischen und ökonomischen Vorteilen herausgestellt und anhand von Rezepturen und Wirtschaftlichkeitsberechnungen belegt.

Dr. M. Richter, Dr. F. Schierbaum
und Dr. S. Augustat
Zentralinstitut für Ernährung
der AdW der DDR
Potsdam-Rehbrücke

Erleichterung der Hausarbeit – eine umfassende Aufgabe

H. Groß

Bereits in der Verfassung der DDR vom 7. Oktober 1949 wurde für Mann und Frau das Recht auf gleichen Lohn für gleiche Arbeit sowie der besondere Schutz der berufstätigen Frau verkündet. Den Frauen in der DDR ist eine gleichberechtigte, vollwertige Stellung in der sozialistischen Gesellschaft und die allseitige Entfaltung ihrer Fähigkeiten garantiert.

Auf dieser Grundlage entwickelte sich die Berufstätigkeit der Frauen in zunehmendem Maße. Während 1950 der Anteil der weiblichen Beschäftigten an der Gesamtzahl der Beschäftigten 38,4% betrug, erreichte er 1960 bereits 45% und stieg dann weiter auf knapp 50% im Jahre 1973 an. 1964 erreichte der Beschäftigungsgrad der Frauen, also der Anteil der arbeitenden Frauen an der Gesamtzahl der Frauen im arbeitsfähigen Alter, 74% und stieg bis 1973 auf 84%.

Diese Entwicklung zeugt davon, daß die Frauen der DDR in erheblichem Ausmaß ihre Rechte nutzen. Dies äußert sich auch darin, daß gegenwärtig 50% der Studierenden an den Fachschulen und mehr als 40% an den Hochschulen weiblichen Geschlechts sind und ein hoher Anteil von Frauen, die wirtschaftlich tätig sind, eine abgeschlossene Berufsausbildung besitzen. Trotzdem gibt es noch einen erheblichen Unterschied im Bildungsniveau der Männer und Frauen.

Von der Bevölkerung im Alter von 18 Jahren und darüber hatten im Jahre 1971 51% der Männer, aber nur 32% der Frauen eine abgeschlossene Berufsausbildung als Facharbeiter, während 29% der Männer, aber 63% der Frauen ohne Abschluß waren.

Wie allein schon aus diesen Angaben ersichtlich ist, gibt es bereits ein bedeutendes Niveau in der Durchsetzung der Gleichberechtigung der Frauen, aber auch noch einige Aufgaben, um die Bedingungen und Voraussetzungen für die Berufstätigkeit und Qualifizierung der Frauen zu verbessern. Dazu gehören Maßnahmen zur Entlastung von der Hausarbeit. Es geht in erster Linie um Lösungen, die den notwendigen Zeitaufwand für die Hausarbeit verringern, das heißt Auslagerung solcher Arbeiten aus dem Einzelhaushalt, die sich in gesellschaftlichen Einrichtungen mit höherer Produktivität und effektiver verrichten lassen.

Ernährung zu Hause raubt wertvolle Freizeit

Summiert man die Hausarbeitszeit in der DDR, dann entspricht sie der Leistung von etwa 6 Millionen vollbeschäftigten Arbeitskräften. Pro Woche umfaßt nämlich die durchschnittliche Hausarbeitszeit 47,1 Stunden, und zwar in den Haushalten mit voll berufstätiger Ehefrau 46,1 Stunden und in Haushalten mit nichtberufstätiger Frau 58,9 Stunden. Im Durchschnitt entfallen von den 47,1 Stunden 37,1 Stunden, das sind rund 80%, allein auf die Frau. Unter Beachtung des hohen Beschäftigungsgrades der Frauen ergibt sich daraus, daß viele Frauen in unserer Republik wöchentlich 70–80 Stunden arbeiten, daß ihnen für die Entwicklung ihrer Persönlichkeit kaum genügend Zeit verbleibt.

Rund 50% der im Haushalt aufgewendeten Zeit entfällt auf Tätigkeiten, die im Zusammenhang mit der Ernährung der Familie stehen, also auf die Vor- und Zubereitung der Mahlzeiten, das Spülen von Geschirr, die Einkäufe von Nahrungs- und Genußmitteln und anderes. Und rund 33% der im Haushalt aufgewandten Zeit entfällt allein auf die Vor- und Zubereitung von Mahlzeiten. Vom Standpunkt des Einsatzes der gesellschaftlichen Mittel erweist sich also der Komplex der Hausarbeiten, die mit der Vor- und Zubereitung der Speisen zusammenhängen, als besonders effektiv.

Durch Werkessen und Schulspeisung mehr Freizeit

Ein wichtiger Schwerpunkt ist dabei der Ausbau der gesellschaftlichen Speisenwirtschaft mit dem Ziel, den Werktätigen in den Betrieben und den Kindern in den Schulen und in den Kindereinrichtungen die Einnahme der Hauptmahlzeit an den Werktagen in gesellschaftlichen Einrichtungen zu ermöglichen. Hiermit ist eine bedeutende zeitliche Entlastung in den Familien verbunden, weil neben der Zeit für die Vorbereitung und Zubereitung eines warmen Essens die Zeit für den Einkauf und das Reinigen des Geschirrs im Haushalt eingespart werden kann. Gegenwärtig nehmen rund 30% der Kinder bis zu 3 Jahren, 70% der Kinder im Vorschulalter, 60% der Schüler und rund 60% der Werktätigen die Hauptmahlzeit in gesellschaftlichen Einrichtungen ein. Insbesondere die Zahl der Essenteilnehmer in den Schulen und Betrieben befriedigt noch nicht und weist auf die Schwerpunkte der künftigen Arbeit hin.

Die Inanspruchnahme der öffentlichen gastronomischen Einrichtungen an den Wochenenden ist ebenfalls eine sehr effektive Maßnahme zur Reduzierung der Hausarbeit, die an Bedeutung zunimmt, aber vielfach noch durch die Kapazität, das Angebot, den Preis des Essens sowie durch die Verzehrsgewohnheiten begrenzt wird.

Konsumreife Nahrungsmittel von großer Bedeutung

Eine völlige Verlagerung der Speisenbereitung aus dem Haushalt in den Bereich der Gastronomie bzw. industriellen Speisenproduktion bei gleichzeitiger Konsumtion außerhalb der Wohnung entspricht nicht den Verbrauchstraditionen und ist auch mit einem sehr hohen gesellschaftlichen Aufwand verbunden. Deshalb kommt der Versorgung mit konsumreifen Nahrungsmitteln über den Einzelhandel eine große Bedeutung zu. Solche konsumreifen Nahrungsmittel werden einerseits zwar noch als Rohstoffe gehandelt, haben jedoch bereits bestimmte Arbeitsgänge durchlaufen, wie Kurzkoch-Reis, Gemüsekonserven, panierte Fischstäbchen, oder sie werden bereits durch den Handel in einer Form angeboten, daß sie im Haushalt nur noch aufgewärmt, angerichtet und serviert werden müssen.

Hinsichtlich der Gestaltung des Angebots konsumreifer Nahrungsmittel gibt eine Umfrage des Instituts für Marktforschung Leipzig interessante Anregungen. Ihrem Ergebnis ist zu entnehmen, daß rund $^2/_3$ der Befragten zeit- und arbeitssparende Nahrungsmittel für warme Hauptmahlzeiten und nur knapp $^1/_3$ solche für kalte Hauptmahlzeiten wünschen. Für solche Nahrungsmittel besteht selbstverständlich die gesellschaftliche Forderung, daß sie rationell produziert werden und eine hohe volkswirtschaftliche Effektivität gewährleisten und daß sich die Preise dieser konsumreifen Produkte im Einklang mit der Einsparung im Haushalt befinden.

Unter diesen Gesichtspunkten sind Nahrungsgüterwirtschaft und Lebensmittelindustrie der DDR bestrebt, ihren Beitrag zur Erleichterung der Hausarbeit der berufstätigen Frauen zu leisten. Sie ordnen diese Aufgabenstellung in die Bestrebungen ein, die aus der Erfüllung der vom VIII. Parteitag der SED beschlossenen Hauptaufgabe resultieren. Hierfür seien einige Beispiele angeführt.

Sehr erfolgreich sind die Bemühungen zur Deckung des Bedarfs an Kindernahrung und Säuglingsfertignahrung. Im Zeitraum von 1960 bis 1970 wurde die Bereitstellung von Kindernahrung auf Milchbasis verdoppelt und eine volle Bedarfsdeckung erreicht. Während erst 1961 die Produktion von Säuglingsfertignahrung auf Obst- und Gemüsebasis in Breiform begann, werden heute davon jährlich 12000 t in einem Sortiment von 22 Rezepturen angeboten. Diese auf ernährungswissenschaftlicher Grundlage hergestellten Fertiggerichte müssen nur erwärmt werden und sind dann verzehrsfertig.

Die Produktion von Säuglingszusatznahrung, das sind tischfertige Obst- und Gemüsesäfte, hat sich nach erfolgten Investitionen auf der Basis einer modernen Technologie unter einwandfreien hygienischen Bedingungen seit 1965 verzehnfacht. Sie soll im Jahr 1975 62,5 Millionen Flaschen umfassen, was einer Jahresproduktion von 12500 t entspricht.

Tabelle 1

Anteil der befragten Haushalte, die vorgefertigte Speisen verbrauchen

Position	Anteil der Haushalte in %
frisches küchenfertig zubereitetes Gemüse	2,1
gefrostetes küchenfertiges Gemüse	3,4
Gemüsekonserven in Dosen u. Gläsern	4,4
gefrostete Klöße	0,7
Kloßmehl	4,2
gefrosteter Kuchenteig	1,1
gefrostete Fertiggerichte	4,5
Fertiggerichte in Dosen u. Gläsern	7,8

Eine starke Dynamik weist die Bereitstellung von industriell verarbeitetem Obst und Gemüse auf. Vom gesamten Obstangebot gelangen etwa 18%, vom Gemüseangebot etwa 30% in industriell verarbeiteter Form zum Konsumenten. Zwischen 1965 und 1974 ist das Warenangebot an Obststerilkonserven auf 175% angestiegen; das an Gemüsekonserven verdoppelte sich im gleichen Zeitraum nahezu.

Die Aufnahme einer ganzen Reihe von neuen Erzeugnissen mit hoher Konsumreife im Verlauf der letzten Jahre muß ebenfalls erwähnt werden. Es seien genannt: backfertige Mehle, Eierkuchenmehl, Kurzkoch-Reis, Erzeugnisse der kartoffelverarbeitenden Industrie (Kloßmehl, Pommes frites, Pürreepulver), ferner Instant-Produkte, konzentrierte Suppen, Gefrierkonserven von Fertiggerichten und Speisenkomponenten. Bemerkenswert sind auch die Anstrengungen der Lebensmittelindustrie, durch bessere Verpackung und Produktionsverfahren die Haltbarkeit der Lebensmittel zu erhöhen und damit den berufstätigen Frauen Einkaufszeit zu ersparen. Die Bestrebungen sind hier vor allem auf Milch- und Milcherzeugnisse, z. B. H-Milch, sowie auf Wurstwaren, Brot und Backwaren gerichtet.

Viele Frauen kaufen noch „konservativ" ein

Das Angebot von Nahrungsgüterwirtschaft und Lebensmittelindustrie ist aber nur die eine Seite. Bemerkenswert ist, daß andererseits die Konsumenten noch eine sehr konservative Haltung beziehen, z. T. auch einkommens- und preisbedingt. Dies geht aus einer repräsentativen Erhebung der Hochschule für Ökonomie „Bruno Leuschner" hervor, die 1972 durchgeführt wurde. Sie ergab einen noch verhältnismäßig geringen Anteil der Haushalte, die vorgefertigte Speisen verbrauchen (Tabelle 1).

Daß ein solches Verhalten der Verbraucher in erster Linie einer gewissen konservativen Haltung zuzuschreiben und nur wenig einkommensbedingt ist, kann aus Untersuchungen sowjetischer Soziologen geschlußfolgert werden. Danach verändert das Wachstum des Pro-Kopf-Einkommens in der heutigen sowjetischen Stadt die Struktur der arbeitsfreien Zeit fast gar nicht, während es auf die materielle Konsumtion einen gewaltigen Einfluß ausübt. Eine Steigerung des Pro-Kopf-Einkommens auf das 2- bis 2,5fache verkürzt nur sehr wenig (nicht mehr als 10%) die für die Hausarbeit aufgewendete Zeit. So gesehen offenbart sich also die Reduzierung der Hausarbeit der Frau als ein sehr kompliziertes Problem, das nicht allein durch das Angebot der Nahrungsgüterwirtschaft und Lebensmittelindustrie, durch die gesellschaftliche Speisenproduktion und andere Dienstleistungen gelöst werden kann. Hier eröffnet sich noch ein weites Feld für soziologische Untersuchungen. Doch bedeutet das nicht, in den Anstrengungen zur weiteren Entwicklung der gesellschaftlichen Speisenproduktion sowie zur Bereitstellung konsumreifer Nahrungsmittel nachzulassen, weil Produktion und Angebot nicht nur Bedürfnisse befriedigen, sondern auch Bedürfnisse wecken sollen.

Literatur kann beim Verfasser angefordert werden.

Dr, H. Groß
Zentralinstitut für Ernährung
der AdW der DDR
Potsdam-Rehbrücke

Mitteilung der Gesellschaft für Ernährung in der DDR

Die Gesellschaft für Ernährung in der DDR gibt ihren Mitgliedern den Schwerpunktarbeitsplan 1976 zur Kenntnis.

1. Tagungen, Seminare, Problemdiskussionen

- „Probleme der Wiederkäuerernährung", Tagung der Sektion Tierernährung, Oktober 1976 in Leipzig
- 5. Fachtagung der Sektion Diätetik, Oktober 1976 in Berlin
- Durchführung von mehrtägigen Arbeitstagungen der Arbeitsgruppe Diätempfehlungen der Sektion Diätetik zur Rationalisierung der Krankenernährung; Januar, März, Juni und Oktober 1976
- „Wirkung und Mechanismen blutlipiderhöhender und -senkender Faktoren", Arbeitstagung der Sektion Humanernährung gemeinsam mit Mitgliedern der Gesellschaften für Ernährung bzw. Pathophysiologie der ČSSR; II. Quartal 1976 in Potsdam
- „Sozialistische Kooperationsbeziehungen zwischen Frischwarenproduktion und Einzelhandel bei Lebensmitteln", Arbeitstagung der Sektion Ernährungswirtschaft, Januar 1976 in Wohlenberg
- „Neue Erkenntnisse über die biologischen Erfordernisse einer gesundheitsfördernden Ernährung und Schlußfolgerungen für die Ernährungswirtschaft", Seminar der Sektion Ernährungswirtschaft, März 1976
- „Probleme der bedarfsgerechten Versorgung der Bevölkerung mit Milch und Milcherzeugnissen", Arbeitstagung der Sektion Ernährungswirtschaft, IV. Quartal 1976
- „Aufgaben bei der Zusammenarbeit zwischen Wissenschaft und Praxis", Problemdiskussion der Sektion Ernährungswirtschaft gemeinsam mit dem Zentralinstitut für Ernährung der AdW der DDR (vornehmlich für korporative Mitglieder)

2. Weiterbildung und Öffentlichkeitsarbeit

- „Neue Empfehlungen zur wünschenswerten Nährstoffaufnahme", Fortbildungstagung der Sektion Humanernährung, III. Quartal 1976 in Rehbrücke
- Symposium zu Fragen der Vitamine; Veranstaltung der Sektion Tierernährung, 1976 in Reinhardtsbrunn
- „25 Jahre AdL der DDR — Von der Stärkewertlehre zum DDR-Futterbewertungssystem", RGW-Kolloquium gemeinsam mit der Sektion Tierernährung, 1976 in Dummerstorf-Rostock
- Symposium über den neuesten Erkenntnisstand bei der Verwertung von Exkrementen; Veranstaltung der Sektion Tierernährung
- „Symposium über methodische Probleme bei der Aminosäureanalytik", Veranstaltung der Sektion Tierernährung
- „Problemdiskussion zu Fragen der pansenphysiologischen Prozesse", Veranstaltung der Sektion Tierernährung
- Diskussion zu Fragen der Anwendung der Isotopentechnik im Tierversuch und methodische Probleme; Veranstaltung der Sektion Tierernährung
- „Grundlagen der Ernährungswirtschaft", Qualifizierungslehrgang der Sektion Ernährungswirtschaft (speziell für Mitarbeiter von Betriebsakademien und Journalisten)
- Weitere Qualifizierung der ständigen Mitarbeit an der Herausgabe der Zeitschrift „Ernährungsforschung — Wissenschaft und Praxis"
- Fortlaufende Einflußnahme auf die Gestaltung der Lehrpläne für Diätassistentinnen durch die Sektion Diätetik

3. Überführung wissenschaftlicher Kenntnisse in die Praxis

- Rationalisierung der Krankenernährung durch die Sektion Diätetik
  - Fertigstellung des Manuskriptes „Diätempfehlungen", Teil I „Grunddiäten" (Anleitung zur Anwendung einer Rezepturenkartei für Grunddiäten)
  - Vorbereitung der EDV-Rezepturenkartei der Krankenernährung zum Druck

4. Nationale und internationale Zusammenarbeit

- Ausbau der Zusammenarbeit mit der Agrarwissenschaftlichen Gesellschaft der DDR
- Präzisierung und Erweiterung des Vertrages über die Zusammenarbeit mit der Slowakischen Gesellschaft für rationelle Ernährung
- Abschluß eines Vertrages über eine Zusammenarbeit mit dem ungarischen Verband der Ingenieure der Lebensmittelindustrie
- Entwicklung von Beziehungen zu wissenschaftlichen Gesellschaften in der VR Polen und der Ungarischen VR

Prof. Dr. H. Schmandke
Vorsitzender

Ätiologische Faktoren und Lebensweise in der Genese des Diabetes mellitus, unter besonderer Berücksichtigung der Ernährung[1]

W. Bruns

Die Bedeutung des Diabetes mellitus ist durch seine weiterhin zunehmende Bestandsziffer und die in Zusammenhang mit dem Diabetes schwerer verlaufenden Herz- und Gefäßerkrankungen, die oft zum vorzeitigen Tode führen, gekennzeichnet. Daher ist es wichtig, die Ursachen des Diabetes zu erkennen und daraus die Konsequenzen für die Lebensweise im Sinne der Prävention (Vorbeugung) zu ziehen.

Zwei Formen des Diabetes

Unschwer sind beim Diabetes 2 Typen hinsichtlich der Therapieart, des Verlaufs und des Manifestationsalters feststellbar. Wir unterscheiden erstens einen schlanken, in der Regel von vornherein insulinpflichtigen Diabetes, der im Kindesalter bzw. im Alter unterhalb von 30 Jahren in Erscheinung tritt, und zweitens den übergewichtigen, in der Regel am Anfang allein mit Diät oder mit Diät und oralen Antidiabetika (Tabletten) behandelbaren Diabetes, der meistens jenseits des 50. Lebensjahres auftritt.
Während bei dem jugendlichen Typ die typischen Symptome des Diabetes — Abgeschlagenheit, Durst und Hungergefühl, Gewichtsabnahme — relativ plötzlich und deutlich auftreten, beobachtet man beim sog. Erwachsenentyp des Diabetes trotz des Bestehens der Zuckerstoffwechselstörung oft jahrelang keine Symptome bzw. keine subjektiven Empfindungen und Gesundheitsstörungen, so daß die Erkrankung nicht selten zufällig und zur Überraschung des vermeintlich Gesunden festgestellt wird. Bei jedem Diabetes besteht ein absoluter oder relativer Insulinmangel.

Während es beim jugendlichen Typ des Diabetes aus z. Z. noch nicht endgültig aufgeklärten Gründen zu einer relativ schnellen totalen oder nahezu vollständigen Einstellung der Insulinbildung in den B-Zellen der Langerhans'schen Inseln des Pankreas (Bauchspeicheldrüse) kommt, beobachtet man beim übergewichtigen Erwachsenentyp des Diabetes am Anfang der Erkrankung manchmal noch normale oder gar überhöhte Insulinkonzentrationen im Blut, die im Verlaufe der Erkrankung absinken. Demzufolge kommt es beim übergewichtigen Typ des Diabetes nach unseren heutigen Kenntnissen nur langsam zur Erschöpfung der Insulinproduktion, so daß besonders hier therapeutische Maßnahmen Eingang finden können, die diese Entwicklung verhindern oder hinauszögern.
Unsere heutigen Kenntnisse über den Diabetes lassen die Schlußfolgerung zu, daß bei etwa 20% der Bevölkerung eine genetisch determinierte, d. h. vererbbare Minderleistung der B-Zellen vorliegt, daß diese aber nur dann sichtbar wird, wenn dieses Organ entsprechenden belastenden Umweltbedingungen ausgesetzt wird. Dies bedeutet, daß es bei einem im Vergleich zur genetischen Anlage nur geringen Prozentsatz der Menschen im Laufe des Lebens zur Herausbildung des Diabetes kommt, wenn es sich auch in den hochindustrialisierten Ländern (z. B. in der DDR z. Z. mit etwa 2,5% der Gesamtbevölkerung) trotzdem um eine häufige „Volkskrankheit" handelt.
Während bei dem jugendlichen Typ des Diabetes ein Umweltfaktor möglicherweise in Form einer auf die B-Zellen des Pankreas gerichteten Virusinfektion mit genetisch determinierter Immunoreaktion besteht, handelt es sich bei dem viel häufigeren Erwachsenentyp des Diabetes (etwa 85% aller Diabetiker) um die Lebensweise mit dem Schwerpunkt der Ernährung und der physischen Betätigung. Bei der Entwicklung des Erwachsenentyps des Diabetes spielen diese Umweltfaktoren eine erstrangige Rolle, und sie bestimmen auch den Verlauf und den Schweregrad der Erkrankung.

Diabetes und Fettansatz

Unter den Bedingungen unserer Lebensweise, den traditionellen Eßgewohnheiten und der seit einigen Jahrzehnten immer geringer werdenden körperlichen Arbeit ist bei etwa 40% der weiblichen und bei etwa 20% der männlichen Bevölkerung sowie bei etwa 10% der Kinder in der DDR eine Disproportion zwischen Kalorienaufnahme und Kalorienverbrauch entstanden, so daß in diesem hohen Prozentsatz eine Übergewichtigkeit oder gar eine Fettsucht besteht. Unter den Diabetikern ist eine Übergewichtigkeit sogar in etwa 80% nachzuweisen.
Dabei ist zum Teil die Zahl der Fettzellen, vor allem aber die Größe der einzelnen Fettzellen vermehrt. Nach neuesten Untersuchungen weiß man, daß an der Oberfläche der vergrößerten Fettzelle die Zahl der Insulinrezeptoren aus bisher noch nicht erkannten Gründen vermindert ist. Dies bedeutet, daß für die Entfaltung der gleichen Wirkung im Stoffwechsel der Fettzelle mehr Insulin benötigt wird als an der normalen, nicht vergrößerten. Die bei Verminderung der Zahl von Insulinrezeptoren an der Fettzelloberfläche entstandene Insulinminderwirkung dient als

---

[1] In Anlehnung an den auf dem Weiterbildungslehrgang über Gesundheitserziehung in der Bekämpfung des Diabetes vom 18.—20. 3. 1975 in Dresden gehaltenen Vortrag

Signal (von der Fettzelle zur B-Zelle), mehr Insulin zur Verfügung zu stellen, um den erforderlichen Stoffwechseleffekt zu erreichen. Es entsteht also in Abhängigkeit vom Grad der Übergewichtigkeit, von der Stärke der aktuellen Nahrungsaufnahme (die mit Hilfe des Insulins verwertet werden muß) und der (wahrscheinlich genetisch verankerten) Potenz der B-Zellen ein mehr oder weniger ausgeprägter Zustand mit vermehrter Insulinsekretion (Hyperinsulinismus).

Die Folge dieses Hyperinsulinismus ist bei weiterbleibendem überkalorischen Nahrungsangebot eine verstärkte Bildung von Fetten in der Leber und im Fettgewebe sowie möglicherweise eine Erhöhung der Fettkonzentration im Blut und ein vermehrter Einbau von Fetten in den Gefäßwänden.

Neben der Gefahr der Entwicklung der Übergewichtigkeit und der Arteriosklerose besteht die in Abbildung 1 schematisch skizzierte Möglichkeit des Überganges in einen Diabetes infolge der nicht mehr ausreichenden Leistung der insulinproduzierenden B-Zellen. Die Fettsucht ist somit als der wesentliche begünstigende Faktor des Diabetes mellitus anzusehen. Hinzu kommt noch die Erhöhung der Blutfettspiegel, die sog. Hyperlipoproteinämie (HLP) oder Hyperlipidämie.

Der Diabetes als Teil einer komplexen Stoffwechselstörung

Im Rahmen dieser Zusammenhänge ist man in den letzten Jahren zu einer Betrachtungsweise gelangt, die den übergewichtigen Erwachsenendiabetes nicht isoliert als eine Kohlenhydratstoffwechselstörung auffaßt, sondern ihn im Rahmen einer komplexen Stoffwechselstörung, dem sog. „metabolischen Syndrom" steht. Bei dieser komplexen Stoffwechselstörung stehen manchmal der Diabetes, das andere Mal die Übergewichtigkeit und die Hyperlipoproteinämie mehr im Vordergrund, ein weiteres Mal die Gicht oder Störungen im Gerinnungssystem. Auf der Basis dieses metabolischen Syndroms entstehen auch an den Gefäßen des Menschen Stoffwechselveränderungen mit Ablagerungen von Fett und anderen Substanzen, die zum Bild der Arteriosklerose führen.

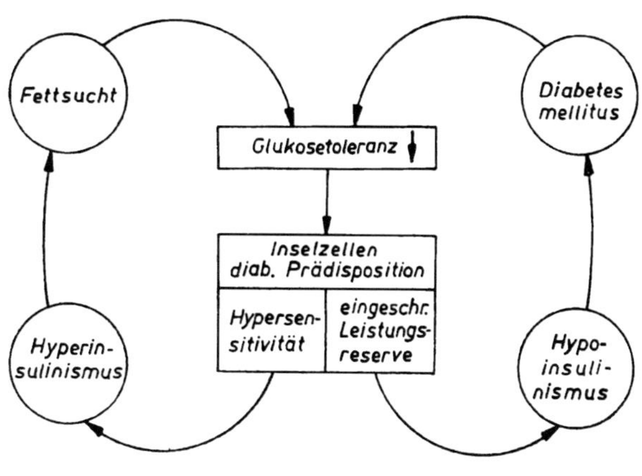

Beziehung zwischen Fettsucht und Diabetes mellitus

Abb. 1. Beziehungen zwischen Fettsucht und Diabetes mellitus (aus: Ditschuneit, 1971)

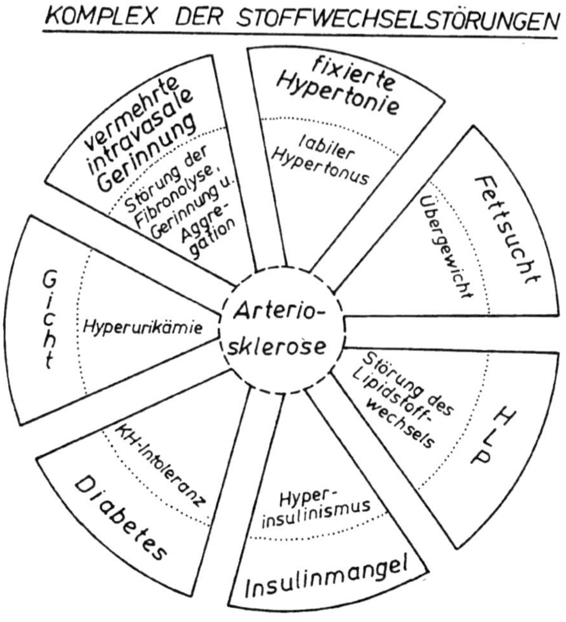

Metabolisch-endokrines Syndrom

Ursachen	Katastrophe
– Hyperalimentation	– Apoplexie
– Bewegungsarmut	– Herzinfarkt
– Stress und Fehladaptation	– Gangrän
– Konstitution	– diabetisches Koma
– hereditäre bzw. erworbene hypothalamische Faktoren	

Abb. 2. Das metabolische Syndrom

Darum ist es wichtig, den Diabetes auch aus differentialtherapeutischer Sicht nicht isoliert zu betrachten (Abbildung 2).

Daraus ist zu erkennen, daß bei der Entstehung des metabolischen Syndroms die Übergewichtigkeit, Blutfetterhöhungen und die Störung der Kohlenhydrattoleranz bis zu einem manifesten Diabetes die wichtigste Rolle spielen. Das Insulin als das einzige fettaufbauende und blutzuckersenkende Hormon ist bei der Entwicklung dieser Zustände von ausschlaggebender Bedeutung.

Vorbeugen durch richtige Ernährung

Wir müssen uns daher bei der Behandlung des übergewichtigen Diabetikers vom Erwachsenentyp sowie zur Vorbeugung der Entwicklung von Komplikationen im Herz-Kreislauf-System von der Erkenntnis der Notwendigkeit einer primären Prävention

Tabelle 1

Kalorienbedarf der Erwachsenen in Abhängigkeit von Körpergewicht und körperlicher Tätigkeit

Körpergewicht	Kalorien pro kg und Tag			
	schwere Arbeit	mäßige Arbeit	sitzende Arbeit	Bettruhe
Untergewicht (<20% des Idealgewichts)	45—50	40	35	20—25
Idealgewicht	40	35	30	15—20
Übergewicht (>20% des Idealgewichts)	35	30	15—20	15

leiten lassen, die — als Schlußfolgerung aus dem bisher Gesagten — in einer konsequenten diätetischen und muskelaktivierenden Therapie besteht.
Wir müssen uns — so konkret wie möglich — mit der Berechnung des Kalorienbedarfs beschäftigen, d. h. uns genau vor Augen führen, welcher Bedarf individuell für jeden Patienten besteht.
Der ungefähre Kalorienbedarf pro Kilogramm Körpergewicht und Tag ist in Abhängigkeit vom Körpergewicht und körperlicher Tätigkeit zu berechnen (Tabelle 1).

Auf der Basis der bewußten Einhaltung der dem wirklichen Bedarf entsprechenden Kalorienzufuhr sollte auch die Zusammensetzung der Nahrung berücksichtigt werden, weil sie eine nicht unbedeutende Rolle bei der Entstehung der Adipositas und des Diabetes spielen kann.

Kohlenhydrate stimulieren besonders stark die Insulinsekretion und wirken auf diese Weise lipogen, d. h. fettaufbauend. In Abbildung 3 ist die Bedeutung der isokalorischen, aber hinsichtlich der Kohlenhydrate unterschiedlich zusammengesetzten Nahrung auf die Insulinspiegel gezeigt. Bei Übergewichtigen müßte man demzufolge kohlenhydratreiche Ernährung vermeiden. Dies gilt ganz besonders für Zucker, der die Insulinsekretion besonders stark stimuliert.

Fettreiche Ernährung hemmt im Gegensatz zu Kohlenhydraten die Insulinwirkung in den peripheren Organen, wie zahlreiche Untersuchungen älterer und jüngerer Zeit nachweisen konnten. Durch die Hemmung der Insulinwirkung wird sekundär ein Mehrbedarf an Insulin und somit auch ein gewisser Hyperinsulinismus erzeugt.

Kohlenhydrat- und fettreiche Ernährung, d. h. unsere übliche Kost, fördert also besonders stark die Entstehung der Übergewichtigkeit und belastet ausgesprochen stark das insulinproduzierende Organ, einerseits durch Stimulierung der Insulinsekretion und Förderung der Lipogenese, andererseits durch Verminderung der Insulinwirkung in der Peripherie und dadurch bedingten Abforderung weiterer Insulinmengen zur Erreichung des erforderlichen Stoffwechseleffektes nach Nahrungsaufnahme.

Für Übergewichtige gilt es also, fett- und kohlenhydratreiche Kost zu vermeiden und sich dementsprechend möglichst eiweißreich zu ernähren!
Die Bedeutung einer eiweißreichen Kost für die Vermeidung bzw. Behandlung der Übergewichtigkeit wird auch durch die neueren Untersuchungen über die hormonale Regulation der Stoffwechselvorgänge untermauert. Es wurde gefunden, daß die Pankreashormone Insulin (aus den B-Zellen) und Glukagon (aus den A-Zellen) sowie ihr Mengenverhältnis von wesentlicher Bedeutung für die Richtung des Stoffwechsels sind. Während Insulin das aufbauende oder anabole Hormon ist, ist Glukagon in dieser Beziehung der Gegenspieler des Insulins. Eiweiß bzw. seine Grundbausteine, die Aminosäuren, stimulieren die Glukagonsekretion aus den A-Zellen und führen somit zu einem katabolen, d. h. fett- und eiweißabbauenden Zustand, wenn wenig Kohlenhydrate und viel Eiweiß verabreicht werden. Dies ist ein ganz allgemeines Prinzip in der Stoffwechselregulation des Organismus, dem wir uns auch mit unseren diätetischen Maßnahmen anpassen müssen! Die Nährstoffrelationen bei Diabetikern, Patienten mit Hyperlipoproteinämie, Übergewichtigkeit sollten daher im Rahmen einer Stoffwechsel-Grunddiät wie folgt eingehalten werden:

etwa 45 kcal% Kohlenhydrate
etwa 35 kcal% Fett
etwa 20 kcal% Eiweiß.

Dabei ist unbedingt zu berücksichtigen, daß die Gesamtkalorienmenge dem wirklichen Bedarf angepaßt ist und daß Fette, die reich an mehrfach ungesättigten Fettsäuren (pflanzliche Öle, Cama-Margarine) sind, bevorzugt verabreicht werden.
Hinzugefügt werden muß jedoch, daß optimalgewichtige Diabetiker ohne Hyperlipoproteinämie auch eine kohlenhydratreichere Kost (50 bis 60 kcal%) zu sich nehmen dürfen.
Im Rahmen einer Reduktionskost werden folgende Kostformen als vorübergehende Maßnahmen empfoh-

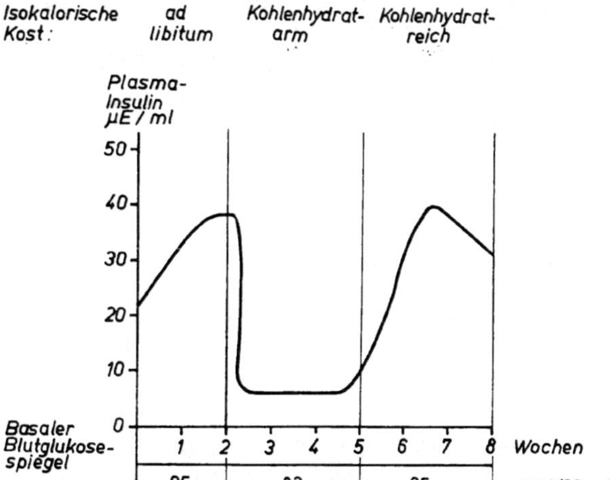

Abb. 3. Insulinblutspiegel in Abhängigkeit vom Kohlenhydratanteil in der Nahrung

len, die unbedingt nur nach Beratung durch den behandelnden Arzt angewendet werden sollen:

Reduktionskost I:
600 ± 50 kcal/Tag
30 g Kohlenhydrate entsprechend 20 kcal%
20 g Fett entsprechend 30 kcal%
50 g Eiweiß entsprechend 50 kcal%

Reduktionskost II:
1200 ± 50 kcal/Tag
100 g Kohlenhydrate entsprechend 33 kcal%
45 g Fett entsprechend 33 kcal%
100 g Eiweiß entsprechend 33 kcal%

Reduktionskost III:
1500 ± 50 kcal/Tag
125 g Kohlenhydrate entsprechend 33 kcal%
55 g Fett entsprechend 33 kcal%
125 g Eiweiß entsprechend 33 kcal%

Die angegebenen Kostformen vermeiden die beim totalen Fasten und auch Saft-Fasten entstehende katabole Situation mit Eiweißabbau und sind auch subjektiv besser verträglich als das Fasten. Welche der drei empfohlenen Kostformen benutzt wird, ist von verschiedenen Faktoren (Alter, Körpergewicht, allgemeiner Gesundheitszustand) abhängig und muß vom Arzt festgelegt werden.

Die aufgeführten Reduktionsdiäten sowie die Stoffwechsel-Grunddiät dienen nicht nur der Behandlung der Übergewichtigkeit und des Diabetes, sondern auch der Hyperlipoproteinämie. Bei bestimmten Formen der Erkrankung müssen u. U. die Kostformen (nach Absprache mit dem behandelnden Arzt) abgeändert werden..

Vorbeugen durch körperliche Betätigung

Neben der Ernährung spielt die physische Betätigung zur Vermeidung der Übergewichtigkeit, der Hyperlipoproteinämie und des Diabetes sowie in der Behandlung des Diabetes und damit bei der primären und sekundären Prävention der Herz- und Kreislaufstörungen eine entscheidende Rolle. Dabei müssen wir folgende Gesichtspunkte der Bewegungstherapie beachten:

- Die psychische Wirkung eines trainierten und leistungsfähigen Organismus. Stärkung des Muskelorgans wirkt sich stimulierend auf die Persönlichkeit und ihre geistige Leistungsfähigkeit aus.
- Durch Muskelarbeit kommt es zur vermehrten Durchblutung jeder einzelnen Muskelfaser, die eine optimale Sauerstoffversorgung gewährleistet und die Voraussetzung für einen optimalen Ablauf von Stoffwechselvorgängen in diesem massenmäßig wichtigsten Stoffwechselorgan des Körpers ist.
- Bei Muskelarbeit entsteht ein insulinpotenzierender Effekt, der die Blutzuckerlage günstig beeinflußt und dadurch einen Schonungseffekt auf das insulinproduzierende Organ ausübt.
- Durch Muskelarbeit kann der Hyperinsulinismus bei Fettsüchtigen reduziert werden, d. h. die Insulinwirkung wird in der Muskulatur und im Fettgewebe verstärkt. Dies bedeutet, daß durch das Muskeltraining eine kausale Behandlung des „metabolischen Syndroms" erfolgen kann.
- Bei der Muskelarbeit werden Bestandteile des Fettes verstoffwechselt, weil für die Energieversorgung der Muskulatur sowohl Kohlenhydrate als auch Fettsäuren verwendet werden. Es entsteht ein günstiger Effekt auf die Mobilisation der Fettdepots.

Alle die genannten günstigen Stoffwechseleffekte der Muskelarbeit werden sowohl bei akuten und kurzen Arbeitsbelastungen als auch besonders deutlich bei trainierten Personen beobachtet. Deshalb ist ein guter Trainingszustand der Muskulatur (Muskelkonditionierung) ein wichtiges Ziel bei der Therapie des Diabetikers und darüber hinaus des übergewichtigen Menschen, der im Rahmen des metabolischen Syndroms alle die oben aufgeführten Gefahren in sich trägt.

Durch Diät und Muskelarbeit erreichen wir also auf physiologischem Wege einen biochemischen Eingriff, der zu dem anzustrebenden Ziel unserer Behandlung des übergewichtigen Typs des Diabetikers führt: Zur Verminderung des Insulinbedarfs und dadurch zur Schonung des Pankreas, außerdem zur Prävention der Entstehung des metabolischen Syndroms und damit der Arteriosklerose. Allerdings ist es notwendig, daß diese Maßnahmen relativ frühzeitig, d.h. schon vor dem 40. Lebensjahr, einsetzen.

Weitere Ursachen für die Entstehung des Diabetes

Psychonervale Belastungen, insbesondere langfristige Reizüberflutungen, sind auch für die Entstehung des Diabetes bzw. von Störungen des Kohlenhydratstoffwechsels und von Fettstoffwechselstörungen von erheblicher Bedeutung, wie dies vor allen Dingen durch die Untersuchungen der Arbeitsgruppe um Baumann 1972 gezeigt wurde. Nach Untersuchungen dieser Arbeitsgruppe führen zentralnervöse Mechanismen auf zwei hier nicht näher zu erörternden Wegen zur Störung des Fettstoffwechsels und zur verstärkten und verlängerten Insulinsekretion. Auf der Ebene der im Rahmen der Reizüberflutung psychonerval ausgelösten Stoffwechselveränderungen sind vermutlich Anknüpfungspunkte und gegenseitige Potenzierungen zwischen stressbedingten metabolisch-endokrinen Störungen und solchen zu sehen, die durch Bewegungsarmut und Überernährung zustande kommen.

Zusammenfassung

Die Darstellungen sollten zeigen, daß die Ernährungswissenschaft und die Medizin bereits eine Fülle von praxisrelevanten Erkenntnissen gewonnen haben, die bei Überführung in die Praxis eine nahezu kausale Behandlung der Faktoren gestatten, die in der Manifestation des Diabetes mellitus eine wesentliche Rolle spelen. Auf der Basis dieser Erkenntnisse sollten alle für die Gestaltung der Umwelt Verantwortlichen sowie jeder Bürger in Selbstverantwortung für seine Gesundheit und im Bewußtsein der Verantwortung für die Leistungen der Gesellschaft ständig versuchen, die Umwelt und die Lebensweise so zu gestalten, daß die Entwicklung des metabolischen Syndroms, der so häufigen Hyperlipoproteinämie und des an Häufigkeit zunehmenden Diabetes mellitus sowie der Arteriosklerose vermieden bzw. aufgehalten werden.

Literaturhinweise

Baumann, R.: Ber. Ges. Inn. Med. **3**, (1972) 191.
Bruns, W.: Dtsch. Ges.wesen **29**, (1974) 2281.
Bruns, W.: Z. ärztl. Fortbild. **69**, (1975) 74.
Ditschuneit, H.: Vortrag, Kolloquium Verb. diät. Lebensmittelindustrie 1971, S. 49.
Pose, G., Möhr, M., Ketz, H.-A.: Die Nahrung **13**, (1969) 721
Vetter, K.: Dtsch. Ges.wesen **28**, (1973) 1109.

Dr. sc. med. W. Bruns
Zentralinstitut für Diabetes
„Gerhardt Katsch"
Karlsburg

Die perspektivischen Aufgaben auf dem Gebiet der Diätetik

K. Vetter

Die Aufgaben der Diätetik liegen heute und in Zukunft in der Prophylaxe und Therapie ernährungsbedingter sowie ernährungsabhängiger Erkrankungen. Über die Art der Ernährungsabhängigkeit orientiert Tabelle 1.

Je nach den gesellschaftlichen und wirtschaftlichen Bedingungen der einzelnen Staaten ergeben sich unterschiedliche Schwerpunkte. So finden wir in noch wenig entwickelten Ländern überwiegend die Mangelernährung und ihre Folgezustände, in hochindustrialisierten Ländern dagegen die Überernährung und die Überernährungsfolgen. Außerdem wechselt, abhängig von äußeren Einflüssen, das Vorkommen und die Häufung bestimmter Erkrankungen, was aus den Morbiditäts- und Mortalitätsstatistiken der verschiedenen Länder hervorgeht.

Welche Probleme hauptsächlich im Hinblick auf die Prophylaxe in unserem Lande anstehen, wird dadurch deutlich, daß wir mit fast 25% Sterbefällen an nur 4 ernährungsbeeinflußbaren Erkrankungen, nämlich Coronarsklerose (15,5%), Cerebralsklerose (3,5%), Diabetes mellitus (2,5%) und Lebercirrhose (2,1%) rechnen müssen.

Tabelle 1

Ernährungsabhängigkeit von Erkrankungen

Erkrankungen	Ernährungseinfluß	Ernährungstherapie
a) ernährungsbedingt: Mangel-Ernährung; Über-Ernährung; Fehl-Ernährung	ätiologisch	Optimierung der Nahrungszufuhr
b) unmittelbar ernährungsabhängig: ernährungsbeeinflußbare Enzymopathien; Nahrungsmittelallergien	pathogenetisch	Ausschaltung nicht tolerierter Nährstoffe bzw. Nahrungsmittel
c) mittelbar ernährungsabhängig: Stoffwechsel-, Organ- und Systemerkrankungen; postoperativ ernährungsbeeinflußbare Traumatisierungen	symptomatisch	Anpassung der Nahrungszufuhr an die Erkrankung bei Schädigung
d) keine Ernährungsbeeinflußbarkeit: Erkrankungen und Schädigungen ohne Diätbedürftigkeit	reproduktiv	Normalkost

1. Das Stoffwechselsyndrom

Bedeutungsvoll für die Ernährung der DDR-Bevölkerung heute und in den kommenden Jahren sind die Risikofaktoren:

Überernährung, Kohlenhydrat-Toleranzstörung, Hyperurikämie, Leberverfettung, Hyperlipoproteinämie und Hypertonie mit ihren entsprechenden manifesten Erkrankungen:

Fettsucht, Diabetes mellitus, Gicht, Fettleber und Arteriosklerose.

Wenn auch das „Stoffwechselsyndrom" nicht allein ernährungsbedingt ist, so tragen Ernährungsfaktoren doch wesentlich zur Entwicklung der Risikofaktoren und der manifesten Erkrankungen bei.

Für das Auftreten der Risikofaktoren kommen in erster Linie anlagebedingte Faktoren in Betracht, die unter vorwiegend äußeren Bedingungen zur manifesten Störung führen können.

Überernährung — Fettsucht

Angesichts der Häufigkeit ihres Vorkommens stellt die menschliche Überernährung und Fettsucht einen Schwerpunkt dar. Hier haben die Forschungen der letzten Jahre wesentliche Fortschritte gebracht, die Konsequenzen für die Praxis haben.

Wir unterscheiden nach Björntorp zwei Hauptformen der Fettsucht: die Hypertrophie-Fettsucht und die Hyperplasie-Fettsucht.

Die **Hypertrophie-Fettsucht** basiert auf einer Zunahme der Fettzellgröße. Ihr Schweregrad wird durch die mögliche Fettzellvergrößerung der einzelnen Fettzelle limitiert, so daß eine Vermehrung des Gesamtkörperfettanteils über etwa 40 kg kaum möglich ist. Diese Form der Fettsucht beginnt meist im Erwachsenenalter und ist mit Störungen des Kohlenhydrat- und Fettstoffwechels korreliert. Die endogene Insulinsekretion ist obligat gesteigert.

Die Serum-Triglyzeridwerte zeigen eine Korrelation zum erhöhten Serum-Insulin und stehen wahrscheinlich indirekt mit der Fettzellgröße in Beziehung. Stoffwechseluntersuchungen deuten darauf hin, daß die Fettzellvergrößerung bei der Hypertrophie-Fettsucht eine sekundäre Folge der endogenen Hyperinsulinämie ist. Das Ausmaß der endogenen Hyperinsulinämie wird vom alimentären Kohlenhydratanteil der Nahrung entscheidend mitbestimmt. Die Imbalance zwischen Glukoseaufnahme und Glukoseabgabe ist deshalb hier der entscheidende Faktor für die Ernährungsbehandlung, d. h. die Kohlenhydratzufuhr muß neben der Kalorienzufuhr eingeschränkt werden.

Die **Hyperplasie-Fettsucht** ist durch eine Vermehrung der Fettzellzahl charakterisiert. Diese Fettsuchtsform, die sich durch ihren Schweregrad auszeichnet, beginnt meist bereits im Kindesalter. Sie ist nicht unbedingt mit Störungen des Kohlenhydrat- und Fettstoffwechsels korreliert. Einer speziellen Ernährungsbehandlung mit Verschiebung der Hauptnährstoffrelationen ist sie weniger zugänglich als die Hypertrophie-Fettsucht. Bei ihr ist allein die kalorische Restriktion entscheidend.

Es soll hier nicht verschwiegen werden, daß die vorliegenden neuen Ergebnisse noch weiterer Abklärung bedürfen und daß Mischtypen zwischen beiden Formen der Fettsucht häufig sind.

Unabhängig von der Art der Fettsucht spielt für ihre Entwicklung und Beeinflussung die Energiebilanz eine entscheidende Rolle. Sie ist in allen industrialisierten Ländern positiv geworden, worauf allein schon der steigende Pro-Kopf-Verbrauch der Bevölkerung an energiereichen Nahrungsmitteln hinweist. Faktoren, die die Überernährung wesentlich beeinflussen, zeigt Tabelle 2.

Kohlenhydrattoleranzstörung — Diabetes mellitus

Der Diabetes mellitus gehört zu den Erkrankungen, deren Häufigkeit in den hochindustrialisierten Ländern mit wachsendem Lebensstandard nach wie vor im Ansteigen begriffen ist. In der DDR sind zur Zeit fast 400000 Zuckerkranke erfaßt. Die Zahl der nicht erfaßten Diabetiker wird ebenso hoch eingeschätzt.

Die Ursache dieser Kohlenhydratstoffwechselstörung ist komplexer Art und stellt eine endokrine Regulationsstörung dar, die durch einen absoluten oder relativen Mangel an Insulin und ein Überwiegen hormonaler Insulinantagonisten gekennzeichnet ist.

Während der im jugendlichen Alter sich manifestierende Diabetes mit großer Wahrscheinlichkeit erblich ist, wird der im späteren Lebensalter manifest werdende sogenannte Altersdiabetes maßgeblich durch Umweltfaktoren, in erster Linie durch die Überernährung, beeinflußt. Dieser Diabetestyp stellt das Gros der Diabetiker dar. Charakteristisch für diesen Diabetestyp ist die periphere Insulinresistenz und der dadurch ausgelöste adaptive Hyperinsulinismus, der zunächst zu einer Kohlenhydrattoleranzstörung, später zur Erschöpfung des Inselorgans führen kann.

Hyperurikämie — Gicht

Seit dem klassischen Altertum zählt die Gicht zu den typischen Krankheiten des Wohlstandes. Wir unterscheiden zwischen zwei Formen, einer primären und einer sekundären Gicht.

Bei der **primären Gicht** werden drei Entstehungsmechanismen diskutiert:

1. verminderter Harnsäureabbau,
2. verminderte renale Harnsäureausscheidung und
3. verstärkte Harnsäurebildung im Intermediärstoffwechsel.

Die Krankheit ist dominant vererblich und scheint, wie viele Erbkrankheiten, nicht nur auf einem einzelnen Defekt zu beruhen, da häufig gleichzeitig Veränderungen im Fett- und Kohlenhydratstoffwechsel vorliegen.

Die **sekundäre Gicht** stellt im Gegensatz dazu eine Komplikation anderer Krankheiten dar, die mit einem vermehrten Auf- und Abbau von Nukleoproteiden oder mit verminderter renaler Harnsäureausscheidung einhergehen. Charakteristisch hierfür sind chronische Blutkrankheiten und chronische Nierenerkrankungen.

Auf die Manifestation der Gicht nimmt ebenfalls die Überernährung einen entscheidenden Einfluß. Nach unseren eigenen Untersuchungen an Adipösen fanden wir bei diesen eine Hyperurikämie in etwa 35% der

Tabelle 2

Wesentliche exogene Faktoren zur Entwicklung der Überernährung

Früher:	
Energiezufuhr = Energieabgabe	Nahrungsmittelangebot diskontinuierlich Verzehr von wenig kalorienreichen Nahrungsmitteln Körperliche Arbeit im Vordergrund
Heute:	
Energiezufuhr > Energieabgabe	Nahrungsmittelangebot kontinuierlich Verzehr von viel kalorienreichen Nahrungsmitteln Körperliche Arbeit im Hintergrund Werbung für Nahrungsmittel

Fälle, während bei der Durchschnittsbevölkerung eine Hyperurikämie nur in 4,5 bis 12% zu finden ist.
Das Risiko zur Manifestation der Gicht steigt mit dem Grad der Hyperurikämie. Liegt der Harnsäuregehalt im Serum zwischen 7 und 7,9 mg/100 ml, erkranken 11,8% an Gicht, liegt der Spiegel über 8 mg/100 ml, manifestiert sich das Leiden in 36%, und bei Konzentrationen über 9 mg/100 ml ist die Manifestation praktisch in allen Fällen sicher.

Leberverfettung — Fettleber

Jedes Überangebot an Nahrung kann im Organismus lediglich in Form von Fett gespeichert werden. Der Umbau überschüssigen Fettes belastet damit die Leber als zentrales Stoffwechselorgan.
Sie reagiert beim Übergewichtigen deshalb mit einer abnormen Fettspeicherung. Der Verfettungsgrad der Leber steigt in enger Beziehung zum Körpergewicht an.
Eine gesteigerte Neutralfettproduktion in der Leber wird ebenfalls beim Diabetes und bei Gicht beobachtet, die mit einer Hypertriglyzeridämie einhergehen. Ursächlich kommen dafür die kalorische Überernährung und Störungen im Kohlenhydratstoffwechsel in Betracht.

Hyperlipoproteinämie — Hypertonie — Arteriosklerose

Unter **Hyperlipoproteinämien** verstehen wir Stoffwechselstörungen, die erhöhte Blutfettwerte aufweisen. Sie treten als primäre und als sekundäre Formen auf. Die Ätiologie der primären Formen ist unbekannt, die der sekundären Folge anderer Stoffwechselstörungen, wie Diabetes mellitus, Gicht, Adipositas.
Wenn auch eine einwandfreie Trennung der primären und sekundären Arten nicht immer möglich ist, so sprechen sie doch zum überwiegenden Teil auf Ernährungsänderungen an, wie Kalorienreduktion, Reduktion der Fett-, Kohlenhydrat- oder Cholesterinzufuhr. Die Hyperlipoproteinämien, von denen wir derzeit fünf Typen abgrenzen können, führen gehäuft zum Auftreten einer vorzeitigen Arteriosklerose und insbesondere zur Coronarsklerose. Deshalb sind wir bestrebt, den Spiegel der Blutfette so niedrig wie möglich zu halten.
Gleichfalls ein erhöhtes Risiko für das vorzeitige Auftreten arteriosklerotischer Gefäßerkrankungen stellt die **Hypertonie** dar. Es besteht heute kein Zweifel mehr, daß die Veranlagung zu primärer Hypertonie erblich ist. Der Zeitpunkt jedoch, zu dem der Bluthochdruck auftritt, hängt weitgehend von exogenen Faktoren ab. Darunter findet sich auch die Überernährung, wobei die Art der Kalorien zweitrangig ist, entscheidend ist die Gesamtkalorienzufuhr. Darüber hinaus hat ein hoher Kochsalzverbrauch einen eindeutig negativen Einfluß.

Wenn auch die Entstehung der **Arteriosklerose** heute noch nicht abgeklärt ist und eine multifaktorielle Genese anzunehmen ist, worauf regionale und graduelle Besonderheiten hinweisen, so führt sie pathologisch-anatomisch doch immer zu gleichen Befunden.
Am Beginn stehen Veränderungen der Gefäßwand der Arterien, zunächst der Intima, nachfolgend wird die Media befallen und schließlich wird die Gefäßlichtung eingeengt, wobei die Wand der Arterie verhärtet. Die Folge ist eine verschlechterte Blutversorgung der Organe, die bis zur Nekrosenbildung führen kann.
Am meisten bedroht sind Herz, Hirn und Extremitäten. Gesicherte Risikofaktoren für die vorzeitige Arteriosklerose stellen alle vorher genannten ernährungsabhängigen Störungen dar. Damit stellt die frühzeitige Erkennung, Prophylaxe und Behandlung der unter dem Begriff „Stoffwechselsyndrom" zusammengefaßten Störungen einen entscheidenden Faktor zur Erhaltung der Leistungsfähigkeit und zur Erreichung des Alters in Gesundheit dar.

Ernährungsbehandlung des Stoffwechselsyndroms

Es ist die Frage zu stellen, was seitens der Ernährung getan werden kann, um der Entwicklung von Fehlernährungsfolgen vorzubeugen bzw. sie zu korrigieren.
In Tabelle 3 sind alle bedeutsamen Nahrungsfaktoren zusammengefaßt, die zur Entwicklung des „Stoffwechselsyndroms" beitragen, wenn sie regelmäßig in größerer Menge verzehrt werden.
Die wichtigsten Kriterien zur Korrektur an der Allgemeinernährung zeigt Tabelle 4.
Nahrungsmittel, die dieser Forderung entsprechen, sind:

- polyensäurereiche Fette und Öle
- Magermilchprodukte
- fettarmer Käse
- fettarme Wurst
- kalorienreduzierte Nahrungsmittel
- Diabetikernahrungsmittel.

Bei **kalorienreduzierten Nahrungsmitteln** ist zunächst auf eine effektive, d. h. ausreichende Kalorienreduktion zu achten.
Für die DDR wurden vom Ministerium für Gesundheitswesen für folgende Lebensmittelgruppen nachstehende kalorische Reduktionssätze festgelegt:

Streichfette	40%
Majonäsenerzeugnisse	50%
Fleisch und Wurstwaren	25%
alkoholfreie Erfrischungsgetränke	50%
Marmeladen und Konfitüren	30%
Brot	10%
übrige Lebensmittel	20%

Weiterhin müssen die Produkte mit dem ursprünglichen Produkt vergleichbar sein hinsichtlich Geschmack, Aussehen, Form und Konsistenz. Die essentiellen Nährstoffe sollen gegenüber dem ursprüng-

Tabelle 3

Bedeutsame Nahrungsfaktoren des „Stoffwechselsyndroms“

Nahrungsmittel	erkrankungsfördernder Nahrungsfaktor	Erkrankung
Kohlenhydrat-haltig	Monosaccharide Disaccharide (reine Stärke)	**Adipositas** **Diabetes** **Gicht** **Fettleber** **Arteriosklerose**
Fett-haltig	gesättigte Fettsäuren Cholesterin	
Eiweiß-haltig	(Purine)	
Alkohol-haltig	„leere Kalorien“	
Mineralstoff-haltig	Kochsalz	

lichen Produkt nicht vermindert sein, und gesundheitsbedenkliche Füllstoffe dürfen nicht verwendet werden.

Diabetikerlebensmittel stehen uns dank der intensiven Arbeit des Warenzeichenverbandes „Diätetische Erzeugnisse“ seit Jahren zur Verfügung. Bei einer Weiterentwicklung der Produkte ist in erster Linie an die Verwendung neuer Zuckeraustauschstoffe und an die Geschmacksverbesserung vorhandener Produkte zu denken.

2. Die Obstipation

Eine verbreitete und im Zunehmen begriffene Darmerkrankung ist die **chronische Obstipation** (Verstopfung), ein Leiden, dessen Ursachen im wesentlichen in Ernährungsfehlern, psychischen Belastungen, Unterdrückung des Defäkationsreizes und in der Einnahme bestimmter Pharmaka liegen. Für ihre Behandlung kommen in erster Linie ballaststoffhaltige Nahrungsmittel in Betracht. Daneben sollte auf körperliche Bewegung und eine Entflechtung von Konfliktsituationen geachtet werden. Um genügend Ballaststoffe bei der heute üblichen Zufuhr von überwiegend verfeinerten gerüststoffarmen Nahrungsmitteln zuführen zu können, ist die Herstellung ballaststoffangereicherter Getreidenahrungen, insbesondere aber ballaststoffreicher Brote, anzustreben.

3. Das Malassimilationssyndrom

Während die Risikofaktoren und die manifesten Erkrankungen des „Stoffwechselsyndroms“ sowie die chronische Obstipation einen weiten Bevölkerungskreis betreffen und deshalb die Ernährungsprophylaxe hier von besonderer Bedeutung ist, bedürfen bestimmte Enzymopathien oder Organleiden, die nur kleinere Gruppen umfassen, einer gezielten diätetischen Behandlung. Hierbei hängt oftmals die Überlebenschance direkt von der Einhaltung der Diät ab. Es soll deshalb nicht nach der Häufigkeit solcher Erkrankungen im Rahmen der Gesamtmorbidität gefragt werden, sondern nach der Möglichkeit ihrer gezielten diätetischen Beeinflußbarkeit unter Einsatz spezieller Nahrungsmittel, die hier teilweise den Charakter eines Medikaments tragen.

Bei den Erkrankungen des Magen-Darm-Traktes können solche gezielt diätetisch beeinflußt werden, die mit einer Steatorrhoe, d. h. mit vermehrter Fettausscheidung, einhergehen. Zusammengefaßt werden diese Erkrankungen unter dem Begriff **Malassimilationssyndrom**.

Das Symptom Steatorrhoe als Ausdruck einer gestörten Verdauung finden wir nach **Magenresektion** oder **Gastrektomie** mit Fortfall der Pylorusfunktion. Durch beschleunigte Dünndarmpassage wird die Kontaktzeit des Speisebreis mit dem Resorptionsorgan verkürzt, die Enterohormone des Duodenums, Sekretin und Pankreozymin, stimulieren die Bauchspeicheldrüse nur mangelhaft, und der Gallenfluß wird ebenfalls durch mangelnde Cholecystokininfreisetzung nicht genügend in Gang gebracht.

Nach akuter, meist aber bei chronischer **Pankreatitis** kann sich eine Insuffizienz des exkretorischen Pankreas entwickeln. Die häufigsten Ursachen dafür sind Infekte der Gallenwege und toxische Schädigungen durch Alkoholmißbrauch. Von den Pankreasfermenten macht sich zuerst der Lipasemangel bemerkbar, so daß es relativ früh zu einer unzureichenden Fettverdauung kommt.

Akute und fortgeschrittene chronische diffuse **Lebererkrankungen** können, besonders beim Vorliegen einer intrahepatischen Cholestase, zu einem Mangel an Gallensäuren und damit zu Störungen der Fettverdauung führen. Der extrahepatische Verschluß durch Steine, Strikturen und Tumoren sowie eine Unterbrechung des enterohepatischen Kreislaufs durch Erkrankung oder Resektion des terminalen Ileums oder durch medikamentöse Blockierung führen ebenfalls zur Steatorrhoe auf dem Boden einer Verdauungsinsuffizienz.

Eine gestörte Fettresorption ist die häufige Folge von Erkrankungen des Dünndarmes unterschiedlicher Genese. Die heute im Ansteigen begriffene, in ihrer Ätiologie noch unbekannte **Enteritis regionalis** (**Morbus Crohn**), kann sich am gesamten Verdauungstrakt zwischen Ösophagus und Anus manifestieren. Verdickung der Darmwand durch epitheloidzellige Granulome mit Riesenzellen sowie die Neigung der befallenen Darmabschnitte zu Stenosierungen und Fistelbildungen kennzeichnen diese in Schüben verlaufende und zur Malabsorption führende Erkrankung.

Die als **einheimische Sprue** bei Erwachsenen und als **Zöliakie** bei Kindern bezeichnete Dünndarmerkrankung wird durch Getreideeiweiß aus Weizen, Roggen, Hafer und Gerste ausgelöst. Als Ursache werden ein Peptidasemangel, der zur Anhäufung von Gliadin,

Tabelle 4

Notwendige Korrekturen an der Allgemeinernährung

Verminderung der Zufuhr von:
Zucker
Fett
Alkohol
Kochsalz
Bevorzugung der Zufuhr von:
eiweißhaltigen, fettarmen Produkten
ballaststoffhaltigen Kohlenhydraten
hochungesättigten Fettsäuren
Garantie der ausreichenden Zufuhr von:
essentiellen Aminosäuren
Vitaminen
Mineralstoffen

Avenin bzw. Hordin und damit zur Schädigung des Enterozyten führt, diskutiert und eine Überempfindlichkeitsreaktion der Dünndarmschleimhaut gegenüber den eben genannten Peptiden.

Ausgedehnte **Dünndarmresektionen** führen, trotz einer großen Reservekapazität dieses Organs, häufig zu Steatorrhoe. Auch innere Fistelbildungen, blind endende Darmabschnitte und Dünndarmdivertikel gehen mit erhöhter Fettausscheidung einher, wenn der betreffende Darmabschnitt vermehrt mit unphysiologischen Keimen besiedelt ist. Diese pathologische Keimbesiedelung führt zur Freisetzung von Gallensäuren, die in ihrer freien Form keine Mizellen mehr bilden können, womit die Fettaufnahme gestört wird.

Auch das **enterale Eiweiß-Verlustsyndrom** (exsudative Enteropathie), gekennzeichnet durch einen überhöhten Übertritt von Plasmaeiweiß in das Darmlumen bei unterschiedlichen pathologischen Wandveränderungen des Dünndarmes (z. B. Lymphstauungen, entzündliche ulzeröse und tumoröse Schleimhautveränderungen) geht häufig mit Fettresorptionsstörungen einher.

Bei der **A-Beta-Lipoproteinämie**, einem seltenen, angeborenen Leiden, fehlt die Fähigkeit, Beta-Lipoproteine zu synthetisieren, so daß in den Dünndarmschleimhautzellen keine Chylomikronen gebildet werden können. Es resultiert eine Steatorrhoe.

Zur diätetischen Behandlung aller Arten der Steatorrhoe ist die Zufuhr **mittelkettiger Triglyzeride (MKT)** erforderlich, da ihr Verdauungs- und Resorptionsmechanismus sowie ihr Abtransport grundlegend anders ist als der langkettiger Triglyzeride. Es werden auf diese Weise dem Organismus nicht nur Kalorien angeboten, sondern auch die Aufnahme lebenswichtiger Mineralien, wie Kalzium und Eisen, und fettlöslicher Vitamine ermöglicht.

MKT-haltige Speisefette und Speiseöle sind international bereits auf dem Markt, wobei die Speisefette etwa 82% Caprinsäure (C_{10}) und 11% Caprylsäure (C_8) sowie zirka 3% Linolsäure enthalten. Das Speiseöl enthält zirka 58% Caprylsäure (C_8) und zirka 40% Caprinsäure (C_{10}).

Bei der Einschätzung des Bedarfs an MKT-haltigen Fetten ist daran zu denken, daß auch alle Formen der Hyperlipoproteinämie, insbesondere aber die fettinduzierte Hypertriglyzeridämie, einen Anwendungsbereich für diese Fette darstellen.

Bei bestimmten Darmerkrankungen besteht eine primäre oder sekundäre **Unverträglichkeit von Getreideeiweiß** aus Weizen, Roggen, Hafer oder Gerste. In erster Linie ist dabei die oben bereits erwähnte einheimische Sprue zu nennen, aber auch Zustände nach Magen-Darm-Resektion und die Enteritis regionalis. Zur gezielten diätetischen Behandlung steht uns dabei eine entsprechende **klebereiweißfreie Mehlmischung** zur Verfügung, die zur Herstellung von Brot, Gebäck und Kuchen genutzt wird.

Es wäre begrüßenswert, wenn für diese Bedarfsträger, deren Zahl allerdings nicht sehr groß ist, außer dem Mehl auch Brot, Back- und Teigwaren angeboten werden könnten.

Das Problem der Milchzuckerunverträglichkeit infolge eines **Laktasemangels** bei Kindern ist in unserer Republik erfreulicherweise aktiv angegangen worden, so daß als Milchnahrung für Kinder das **laktosefreie Nahrungsmittel** „Sojaval" zur Verfügung steht.

Eine relativ kleine, aber immer stärker in den Vordergrund tretende Krankheitsgruppe ist die der **chronischen Niereninsuffizienz** mit einem Anstieg stickstoffhaltiger Substanzen im Blut sowie mit Störungen im Elektrolyt-, Säure-Basen- und Wasserhaushalt.

Nach den grundlegenden Arbeiten von Giovanetti und Maggiore, die die Bedeutung einer dem Bilanzminimum entsprechenden Zufuhr biologisch hochwertigen Eiweißes erkannten, hat dieses Diätprinzip auf Grund seiner Effektivität Eingang in die diätetische Praxis gefunden.

Sinkt die Nierenfunktion unter 10% der normalen Leistung ab, führen geringgradige Funktionsänderungen bereits zu schwerwiegenden Veränderungen im klinischen Zustandsbild und zur Verschlechterung der blutchemischen Befunde im Sinne der Urämie. Dieses Stadium im Verlauf der chronischen Niereninsuffizienz stellt die Domäne der streng eiweißarmen Nierendiät dar.

Voraussetzung für die Reduktion der Eiweißzufuhr auf das Eiweißminimum ist die Zufuhr von biologisch hochwertigem Eiweiß und die Bereitstellung von genügend Kalorien in der Diät, da mit zunehmender Eiweißrestriktion der Kalorienbedarf des Organismus steigt. Probleme ergeben sich in erster Linie daraus, daß die für uns Menschen biologisch weniger wertvollen Getreideeiweiße weitgehend eliminiert werden müssen.

An diätetischen Erzeugnissen sind zur Durchführung dieser sehr einseitigen Diät neben der **streng eiweißarmen Mehlmischung**, die von der Firma **Gutena** in Apolda hergestellt wird, fertige Produkte wie eiweißarmes Brot, eiweißarme Dauerbackwaren, eiweißarme Teigwaren und eiweißarme Aufstrichmittel erforderlich.

Diese streng eiweißarmen Nahrungsmittel kommen ebenso für Patienten mit Leberinsuffizienz in Frage. Zu prüfen ist, ob diese Lebensmittel auf Grund ihrer Eiweißarmut auch für Kranke mit Zöliakie bzw. Sprue und für Kinder mit Phenylketonurie eingesetzt werden können.

In letzter Zeit wird international bei Verdauungs- und Resorptionsstörungen unterschiedlicher Art in zunehmendem Maße eine streng **bilanzierte Ernährung** durchgeführt. Ziel der bilanzierten Ernährung ist es, neben der Behandlung der Grundkrankheit Störungen der Verdauung sowie der Resorption soweit wie möglich zu umgehen.

Die Forderung, die an die Nahrung gestellt wird, lautet:

— leicht verdaulich und gut resorbierbar
— kalorisch ausreichend
— Hauptnährstoffverhältnis (in kcal%): Eiweiß, Fette, Kohlenhydrate wie 20:30:50
— Deckung des täglichen Bedarfs an Vitaminen, Mineralien und Spurenelementen.

Wenn auch eine bilanzierte Ernährungsbehandlung küchentechnisch heute ohne weiteres möglich ist, so werden doch Formeldiäten bevorzugt, da sie den Patienten unabhängig von Ort und Zeit zur Verfügung stehen und Unsicherheitsfaktoren in der Nahrungszubereitung und Nahrungszusammensetzung vermieden werden.

Solche Fertignahrungen werden im allgemeinen in pulverisierter Form in Abpackungen von 100 g mit einem Kaloriengehalt von 500 kcal angeboten. Sämtliche Vitamine und die wichtigsten Mineralstoffe werden dabei substituiert.

Als Eiweißträger dieser Nahrung dient dabei ein Gemisch aus Eiklar- und Milcheiweiß mit einem Zusatz von Zystin. Die Kohlenhydratkomponente besteht aus Mono-, Oligo- und Polysacchariden, die eine gute Kohlenhydratresorption gewährleistet. Der Laktosegehalt bleibt unter 10%, so daß dadurch keine Störungen in Form von Diarrhoen zu erwarten sind. Der Fettanteil solcher Nahrungen besteht zu etwa 80% aus mittelkettigen Triglyzeriden und zu 20% aus Öl mit einem hohen Linolsäureanteil. Die Fertignahrungen können als alleinige Nahrung getrunken oder per Sonde gereicht oder aber anderen Speisen zugesetzt werden.

Da diese Nahrung immer noch eine gewisse Verdauungs- und Resorptionsleistung des Intestinaltraktes voraussetzt, wird für besonders schwere Malassimilationssyndrome heute auch eine **voll bilanzierte, vollsynthetische, ballaststofffreie Nahrung** eingesetzt. Diese besteht nur noch aus niedermolekularen Nahrungsbestandteilen, d. h. aus Aminosäuren, essentiellen Fettsäuren, Mono- und Oligosacchariden sowie den notwendigen Vitaminen, Mineralstoffen und Spurenelementen. Diese Nahrungen, ursprünglich für die Raumfahrt entwickelt, haben sich im klinischen Einsatz in besonders schweren Fällen bewährt.

Abschließend ergeben sich in der Perspektive für die diätetische Prophylaxe folgende Gesichtspunkte:

— sinnvolle Kombination und Propagierung herkömmlicher, verhältnismäßig kalorienarmer Nahrungsmittel
— ausreichende Bereitstellung von Gemüse und Obst über das ganze Jahr
— Qualitätsänderung von Nahrungsmitteln für die allgemeine Ernährung durch Reduktion von Fett und leicht aufschließbaren Kohlenhydraten bei Volumenauffüllung
— Einsatz von Füllstoffen, Bindemitteln und Austauschstoffen, wenn eine Indikation dafür vorliegt
— Anreicherung von Fetten mit mehrfach ungesättigten Fettsäuren und soweit möglich Reduktion des Anteils gesättigter Fettsäuren
— Anreicherung von Backwaren mit Ballaststoffen.

In der Perspektive für die Diättherapie ergeben sich folgende Hinweise:

— Erweiterung und Optimierung des Lebensmittelsortiments für Diabetiker, besonders bei Getränken
— Erprobung und Einsatz neuer Zuckeraustauschstoffe
— Herstellung eines MKT-haltigen Streichfettes und eines MKT-haltigen Öles
— Herstellung
  - eiweißarmer Dauerbackwaren (Flachbrot, Zwieback)
  - eiweißarmer Nährmittel
  - eiweißarmer Brotaufstriche

  unter dem Aspekt der gemeinsamen Nutzung für Patienten mit chronischer Niereninsuffizienz, Leberinsuffizienz, portocavalem Shunt und gliadininduzierter Steatorrhoe
— Entwicklung einer Fertignahrung für die bilanzierte Ernährungstherapie

und als Hinweis für einen längeren Perspektivzeitraum

— die Entwicklung diätetischer Teilfertig- und Fertiggerichte.

Literatur kann beim Verfasser angefordert werden.

Prof. Dr. habil. K. Vetter
Zentralinstitut für Ernährung
der AdW der DDR
Potsdam-Rehbrücke

Vergleichende Untersuchungen zur ernährungsphysiologisch bilanzierten Gemeinschaftsverpflegung in Gegenüberstellung zu deren chemisch analysierter Beschaffenheit

2. Mittagsmahlzeiten im Großküchenbetrieb unter Berücksichtigung der Schweregrade der Arbeit

G. Gehlert

Bei der weiteren Verbesserung der Gemeinschaftsverpflegung sind besondere Bemühungen auf die Anwendung ernährungswissenschaftlich begründeter Normative und Richtsätze festgelegt. Mit der „Anordnung über die Verpflegung der Werktätigen in den Betrieben unter Berücksichtigung der Schweregrade der Arbeit" (GBl. DDR, Sonderdruck Nr. 724 vom 12. August 1974) werden den Küchen entsprechende Wareneinsatzmengen je Tag und Person vorgegeben, deren Verbrauch im Laufe von 14 Tagen voll zu realisieren ist, was zwangsläufig den Gebrauch von Musterrezepturen ernährungsphysiologisch bilanzierter Gerichte zur Folge hat.

Probleme bei der Bilanzierung

Ein entsprechend reglementierter Speisenplan setzt an jedem Kochtag die unmittelbare Verfügbarkeit aller erforderlichen Lebensmittel nach Art und Menge, die für das jeweilige Gericht notwendige Koch-, Brat- und gegebenenfalls auch Transportkapazität sowie weitere küchentechnsche und arbeitsorganisatorische Gewährleistungsifaktoren voraus. In Abhängigkeit von deren Vorhandensein oder Fehlen kommt es mehr oder weniger zu Abstrichen vom vorgegebenen ernährungsphysiologisch bilanzierten Speisenplan. Demgegenüber werden dann keine Einwände erhoben, wenn — wie es analog in den speziellen Hinweisen für die Musterrezepturen der Schulspeisung heißt — „die Abwandlung der Gerichte unter Sicherung der geforderten Qualität entsprechend den örtlichen und jahreszeitlichen Voraussetzungen erfolgt". Die Schwierigkeit für die Gemeinschaftsküchenpraxis besteht offensichtlich darin, daß den erhobenen optimalen Forderungen letztendlich die Konsequenz einer völligen Übereinstimmung von Ernährungsrichtsätzen und praktiziertem Ernährungswert, bezogen auf die einzelnen Speisen, innewohnt. Das heißt, die Musterrezepturen sind so gestaltet, daß jede von ihnen optimal zusammengesetzt alle wertgebenden Ingredienzien und Nahrungsbestandteile enthält, was in der Regel den Einsatz von 4—5 Speisenkomponenten unter Berücksichtigung von Vorsuppen, Nachspeisen und sonstigen Ergänzungsbeilagen erforderlich werden läßt.

In der Praxis besteht nun die „Abwandlung" der Gerichte vielfach in der Vereinfachung, d. h., wenn nicht im Weglassen, so doch im Austausch dieser oder jener Komponente, wobei die Ursachen für diese Handhabung objektiv vorhandene Schwierigkeiten oder auch subjektive Hemmfaktoren sind. Ein „Wertausgleich" wird in der Umverteilung des Lebensmitteleinsatzes innerhalb des gesamten Speiseplanzeitraumes mit Veränderung der Portionsgrößen, z. B. bei Fleisch- und Fleischerzeugnissen u. a. m. gesehen, womit die strenge Bezogenheit der Ernährungsrichtwerte auf das einzelne Gericht entfällt, dabei zwar des öfteren den Ernährungsgewohnheiten der Essenteilnehmer, nicht aber in jedem Fall den Ernährungsempfehlungen entgegengekommen wird.

Nicht zuletzt erhebt sich die Frage, inwieweit überhaupt dem Koch die vorgenommene Abwandlung unter Beibehaltung der ursprünglich erhobenen ernährungsphysiologischen Werte kontrollierbar möglich ist, wenn er sich dem manuellen Rechenaufwand der erforderlichen Nachbilanzierung aus arbeitszeitaufwendigen Gründen nicht unterziehen will und die für den sofortigen Gebrauch notwendige Abrufbarkeit der mittels Computertechnik zu erhaltenden Umrechnungsergebnisse nicht zur Verfügung steht. Vielleicht mögen diese oder jene Beweggründe die Ursache mit dafür sein, daß noch immer zu wenig Küchen sich die Vorteile computerberechneter Speisenpläne nach dem Muster des ihnen vom Zentralinstitut für Ernährung gebotenen zentralen EDV-Programmes zu eigen machen. Für die wissenschaftliche Durchdringung der Großküchenpraxis und die übersichtliche Gestaltung eines Ernährungsregimes nach gesundheitlichen Grundprinzipien ist eine derartige Programmierung unumgänglich. Dabei soll ihre praktische Anwendung keineswegs zu einer Reglementierung des Essenteilnehmers führen, der nach eigener Wahl und Einsicht von dem differenzierten Angebot Gebrauch machen kann, womit zugleich die Grenzen der Ernährungserziehung und -beeinflussung aufgezeigt und über die Küche hinaus in den individuellen Bereich gezogen sind.

Mittagsmahlzeiten nach dem Schweregrad der Arbeit

Die Ausrichtung der betrieblichen Gemeinschaftsverpflegung nach dem Schweregrad der Arbeit wurde im VEB Gemeinschaftskost Dresden in enger Zusammenarbeit mit der Bezirkshygieneinspektion (Inspektion Ernährungshygiene, Abteilung Gemeinschaftsernährung) durchgeführt. Hierbei ging es dem Betrieb besonders darum, die Speisenplangestaltung nach Möglichkeit auf der Grundlage der bisher verwendeten Kalkulationsunterlagen vorzunehmen, mit denen er die Lösung der täglichen Versorgungsaufgabe ohne zusätzliche Komplikationen gesichert weiß. Da diese, wie allgemein, nur auf Art und Menge der Lebensmittel sowie deren Preis bezogen sind, wurde von uns die ernährungsphysiologische Bilanzierung mittels eigenem EDV-Rechenprogramm durchgeführt.

Folgender Kaloriengehalt der Hauptmahlzeit wurde der Bilanzierung zugrunde gelegt:

Für köperlich leicht bzw.
geistig Arbeitende: 720 kcal

Für mittelschwer Arbeitende: 810 kcal

Für körperlich schwer Arbeitende: 960 kcal.

Es ergab sich, daß nur etwa 25% der Gerichte optimalen Ernährungsanforderungen entsprachen. Ein weiterer Anteil der Gerichte wurde maßgerecht mehr oder weniger verändert und ernährungsphysiologisch nachbilanziert, wobei in erster Linie auf die gegebenen küchentechnischen Möglichkeiten und sonstige betriebliche Voraussetzungen Rücksicht zu nehmen war. Es entstand der Grundstock eines „betriebsspezifischen" Rezepturenkataloges kompletter Gerichte, der mit den auf gleiche Weise bearbeiteten Kalkulationsunterlagen des VEB Waggonbau Görlitz vervollständigt wurde und laufend mit hinzukommenden Rezepturen vergrößert wird. Das gemeinsame Anliegen wurde unter Initiative der Jugend im Wettbewerb auf der Bezirksmesse der Meister von Morgen und auf dem vom Rat des Bezirkes und dem FDGB-Bezirksvorstand Dresden 1974 organisierten Bezirkserfahrungsaustausch auf dem Gebiet der Gemeinschaftsernährung mit Erfolg vorgestellt. Der VEB Gemeinschaftskost ist damit einer der ersten Betriebe im Bezirk Dresden, der die „Anordnung über die Verpflegung der Werktätigen in den Betrieben unter Berücksichtigung der Schweregrade der Arbeit" praxiswirksam werden ließ.

In den nachfolgenden Untersuchungen wurden die ernährungsphysiologisch bilanzierten Rezepturwerte mit den effektiv in den einzelnen Speisen vorhandenen chemisch-analytisch bestimmten Werten an Kalorien, Nähr- und Wirkstoffen verglichen. Die 25 überprüften Gerichte sind in Tabelle 1 übersichtsmäßig zusammengestellt. Die Masseangaben entsprechen derjenigen Portionsgröße, wie sie in etwa

Tabelle 1

Übersicht über die ernährungsphysiologisch bilanzierten und chemisch analysierten Mittagsmahlzeiten, hergestellt in der Großküche des VEB Gemeinschaftskost Dresden

Lfd. Nr.	kcal		Bezeichnung und Portionsmenge in g
	berechnet	analysiert	
1	750	580	Buttermakkaroni (210), Jagdwurst (40), Tomatensauce (145)
2	750	680	gespickte Rindslende (75), Rotkohl (100), Kartoffeln (180), Stachelbeerkompott (250)
3	720	610	Grüne-Bohnen-Eintopf (620), Pudding mit Fruchtsaft (180)
4	700	940	Rumpsteak (70), gebr. Zwiebel (55), Röstkartoffeln (225), Möhren/Weißkohl-Rohkost (160)
5	760	730	Wiegebraten (80), Sauce (125), Rosenkohl (160), Kartoffeln (300)
6	930	720	Schweinesteak (60), Sauce mit gebr. Zwiebel (40), Kartoffelbrei (280), Pudding mit Mischkompott (100/55)
7	840	510	Schweinsröllchen (75), Sauce (40), Bohnengemüse (110), Kartoffeln (200)
8	860	690	gefüllte Paprikaschoten (190), Sauce (110), Kartoffeln (245), Fruchtmilch (310)
9	870	710	Kartoffelsuppe (670), 1 Wiener Würstchen (40), Apfelmus (130)
10	820	830	Schnitzel (80), Sahnesauce (120), Kartoffeln (310), Selleriesalat (230)
11	830	600	Schweinebraten (65), Sauce (100), Mischgemüse (150), Kartoffeln (320)
12	720	960	Gulasch (120), Sauce (150), Mischgemüse (190), Kartoffeln (300)
13	870	610	Rostbratwurst (85), Sauce (110), Sauerkraut (100), Kartoffeln (190), Tomatensaft (145)
14	760	970	Hackbraten (85), Sauce (125), Weinkraut (115), Kartoffeln (255)
15	730	660	Flecke (575), Weintrauben (90), Vollmilch (150)
16	860	570	Kraftbrühe (295), Paprikaquark (285), Butter (20), Kartoffeln (260)
17	720	500	Gulasch (70), Sauce (100), Mischgemüse (120), Kartoffeln (220)
18	800	710	Schweinebraten (95), Sauce (65), Klöße (300), Rotkohl (100), 1 Apfel (120)
19	750	750	Butterhörnchen mit Jagdwurst und Tomatensauce, Petersilie (510)
20	870	630	Rostbratwurst (100), Sauce (105), Sauerkraut (85), Kartoffeln (185), Tomatensaft (175)
21	720	580	Porree-Eintopf (680), Schokospeise mit Vanillesauce (200)
22	650	510	Kräuterquark (260), Butter (20), Kartoffeln (210)
23	820	510	Schweinebraten (40), Sauce (110), Rotkohl (120), Selleriesalat (100), Kartoffeln (190)
24	750	620	Grießbrei mit Butter (290) und Zucker (25), Pflaumenkompott (135)
25	840	570	gefüllte Schweinsröllchen mit Sauerkraut (100), Sauce (70), Mischgemüse (110), Kartoffeln (170)

Tabelle 2

Berechnete und chemisch analysierte Durchschnittswerte für den Nährstoff-, Kalzium- und Vitamin-C-Gehalt von 25 ernährungsphysiologisch bilanzierten Mittagsmahlzeiten (VEB Gemeinschaftskost Dresden)

		Durschnittswert		Abweichung		
		berechnet	analysiert	Summe aller 25 Mahlzeiten		jeder der 25 Mahlzeiten (Durchschnitt)
				absolut	%[1])	%[1])
Kalorien	(kcal)	787	670	117	17	28
Eiweiß	(g)	27	29	−2	−7	20
Fett	(g)	28	27	1	4	45
Kohlenhydrate	(g)	101	73	28	38	44
Kalzium	(mg)	220	192	28	15	28
Vitamin C	(mg)	46	21	25	119	209

[1]) Abweichung (%) $= \frac{\text{berechn. Wert} - \text{analys. Wert}}{\text{analys. Wert}} \cdot 100$

an die Essenteilnehmer verabreicht worden ist, ohne daß bei der Essenausgabe über das übliche Maß hinausgehende Portionierungsmaßnahmen zur Sicherstellung eines konstanten Portionsvolumens angewendet wurden.

In Tabelle 2 sind die Abweichungen bei den untersuchten Mittagsmahlzeiten für die wichtigsten Inhaltsstoffe zusammengefaßt. In zu erwartender Weise ist deren Ausmaß unter den Bedingungen der Gemeinschaftsküchenpraxis weitaus größer, als es bei den als konstante Einzelportionen untersuchten Test-Mahlzeiten nach unserer 1. Mitteilung der Fall gewesen ist. Dies trifft selbst für die Durchschnittswerte zu, bei denen ansonsten die relativ gute Übereinstimmung mehr oder weniger durch den nivellierenden Ausgleich von Über- und Unterschreitungen bei den Einzelergebnissen hervorgerufen wird.

So vergrößerte sich für den durchschnittlichen Kaloriengehalt das Ausmaß der Abweichung im Vergleich zu den Test-Mahlzeiten von 5 auf 17%, wobei bemerkenswerterweise die Abweichung für den Fettgehalt und den Eiweißgehalt unverändert niedrig blieb. Die Differenz zwischen dem berechneten und analysierten durchschnittlichen Kaloriengehalt ist damit fast ausschließlich auf den Kohlenhydratanteil zurückzuführen, bei dem das Ausmaß der Abweichung von 7 auf 38% angestiegen ist. Damit bestätigt sich auch hier der bei den üblichen Kontrollen der Gemeinschaftsverpflegung vielfach erhobene Befund, wonach ein festgestelltes kalorisches Defizit überwiegend durch ein gegenüber dem Ernährungsrichtwert zu niedriges Angebot an Kohlenhydraten verursacht wurde. Bei der Erörterung dieses Sachverhaltes sollte kochpraktischen Ernährungsgewohnheiten einschließende Erwägungen der Vorzug gegenüber einer mechanistischen Anwendung von Ernährungsnormativen und tolerierbaren Bewertungskriterien gegeben werden.

In folgerichtiger Konsequenz werden seitens der Kontrollorgane der Hygieneinspektion bei der Beurteilung analytischer Untersuchungsergebnisse folgende maximale Abweichungen vom vorgegebenen Ernährungsrichtwert toleriert: Kalorien ±15%, Eiweiß −15%, Fett +15% und Kohlenhydrate −25%. Wichtig ist, daß sich diese Bewertungskriterien zunächst auf die Durchschnittsergebnisse aufeinanderfolgender Mittagsmahlzeiten im Speisenplanzeitraum von mindestens einer Woche beziehen.

Jedoch bleibt nicht ausgeschlossen, daß auch die Bewertung von Einzelmahlzeiten unter gleichartigen Aspekten erfolgen muß. In dieser Hinsicht kommt der „%-Abweichung", die sich auf jedes Gericht bezieht und bei der der nivellierende Einfluß von Plus- und Minusabweichungen vermieden wird, besonderes Interesse zu.

Tabelle 2 (letzte Spalte) zeigt, daß die „%-Abweichungen" der Einzelmahlzeiten die Grenzen der gebotenen Tolerierbarkeit bei allen ermittelten Nahrungsbestandteilen erheblich überschritten haben. Dieser Mangel tritt z. B. beim Kaloriengehalt noch deutlicher hervor, wenn man berücksichtigt, daß 28% Abweichung einen Betrag von etwa 180 kcal ausmachen, um den der deklarierte Rezepturwert durchschnittlich über- oder unterschritten wurde, während auf der anderen Seite die Differenz zwischen dem einen und nächstfolgenden Arbeitsschweregrad nur etwa 90 bzw. 150 kcal ausmacht. Bei Fett und Kohlenhydraten beträgt die Abweichung 45 bzw. 44%, was einer Abweichung von durchschnittlich 10 g Fett bzw. 29 g Kohlenhydraten als Über- oder Unterschreitung des berechneten Wertes, bezogen auf die Gesamtportion, entspricht. Größere Abweichungen waren im einzelnen bei Hackbraten und bei Rumpsteak mit gebratener Zwiebel und Röstkartoffeln zu verzeichnen mit einem um 32 bzw. 22 g effektiv höheren Fettgehalt (Abweichung 49 bzw. 38%). Auffallenderweise war bei Schweinebraten der Fettgehalt um 21 g niedriger als berechnet (Abweichung 147%!). Effektiv niedrigere Fettgehalte waren zumeist auch bei Eintöpfen zu verzeichnen. Auf der anderen Seite überraschte die relativ gute Übereinstimmung bei kurzgebratenem Fleisch, wie Schnitzel, Steaks u. a. m. Bei Gulasch war der Fettgehalt in zu erwartender Weise erhöht, was, wie allgemein auch

Tabelle 3

Verteilung der %-Abweichung zwischen berechneten und chemisch analysierten Werten bei 25 Mittagsmahlzeiten der Großküche (VEB Gemeinschaftskost Dresden)

Abweichung[1])	Kalorien		Eiweiß		Fett		Kohlenhydrate		Kalzium		Vitamin C	
%	+	−	+	−	+	−	+	−	+	−	+	−
0—9	2	1	2	3	2		1	1	6	4	1	
10—19		4	5	5	2	1		4	2		1	
20—29	3	7	1	3	3	5	1	4	1	3	1	3
30—39		2	2	1	2	1		3		5	1	
40 und mehr		6	2	1	1	8		11	1	3	1	17

[1]) $\text{Abweichung}(\%) = \frac{\text{berechn. Wert} - \text{analys. Wert}}{\text{analys. Wert}} \cdot 100$

in anderen Fällen, auf Portionierungsfehler zurückzuführen war.

Aus diesen Einzelbeispielen sollte zugleich die Möglichkeit abzuleiten sein, durch noch bessere Sorgfalt im Umgang mit dem Rohstoffeinsatz, beim Koch- und Bratprozeß und besonders bei der Portionierung der fertigen Speisen mit entsprechenden küchentechnischen Regulierungsmaßnahmen das Ausmaß der ermittelten Abweichung bei Fett von 45% auf etwa die Hälfte senken zu können. Bei den Kohlenhydraten handelt es sich ausschließlich um Unterschreitungen des bilanzierten Wertes, wobei als Ursache Portionierungsfehler besonders bei der Sättigungsbeilage an erster Stelle stehen. So lag bei den Kartoffelgerichten die verausgabte Menge Kartoffeln zwischen 170 und 340 g, im Durchschnitt bei 240 g pro Portion. Auch bei Teigwaren bestanden offensichtlich Schwierigkeiten, die dem bilanzierten Rohstoffeinsatz entsprechende Menge auf den Teller zu bringen. Für die Kohlenhydrate betrug hier die Abweichung 144%! Relativ gut war die Übereinstimmung bei Gemüseeintöpfen und Grießbrei.

Für den Kalziumgehalt lag das Analysenergebnis im Durchschnitt um 15% unter dem berechneten Wert. Die Abweichung bei den Einzelessen betrug 28%. Eine unverhältnismäßig hohe Abweichung wurde wiederum bei Vitamin C festgestellt. Hier wurden durchschnittlich 21 mg analysiert, wohingegen das Berechnungsergebnis durchschnittlich 46 mg/Mittagsmahlzeit betrug. Die Abweichung belief sich auf 209%! Die mögliche Ursache für diese Diskrepanz wurde schon in der 1. Mitteilung diskutiert. Sie sollte zu der Konsequenz führen, daß die Berechnungsergebnisse von vornherein mit nur wenigstens der Hälfte ihres Wertes zu verwenden sind, wenn nicht, und dies gilt speziell für Kontrollmaßnahmen, auf eine Vitamin-C-Berechnung überhaupt verzichtet werden sollte.

In Tabelle 3 sind die einzelnen Gerichte in untergliederte Bereiche eingeteilt, je nachdem, in welchem Ausmaß der berechnete Wert über (+) oder unter (−) dem analytischen Befund lag. Gegenüber den Testmahlzeiten ergibt sich auch hier ein ziemlich unbefriedigendes Bild. Bei den Kalorien drückt sich die Abweichung vornehmlich als Unterschreitung aus, wobei bei den meisten Gerichten das Defizit 20% und mehr beträgt. Annähernd gleichviele Über- und Unterschreitungen bestehen beim Eiweißgehalt. Bemerkenswerterweise ist dies auch beim Fettgehalt der Fall, wobei der „Fettüberhang" bestimmter Gerichte mit einem niedrigeren Angebot bei anderen Speisen kompensiert worden ist. Bei den Kohlenhydraten ist die %-Abweichung fast ausschließlich als Defizit festgelegt, welches fast bei der Hälfte der Gerichte 40% und darüber beträgt. Bei Kalzium überwiegt die Unterschreitung gegenüber der Anzahl der überschrittenen Rezepturwerte.

Zusammenfassend soll aus beiden Mitteilungen erkennbar werden, daß die im Ergebnis gemeinsamer Bemühungen mit der Gemeinschaftsküchenpraxis vorgenommene Anwendung und Durchsetzung von Musterrezepturen für eine differenzierte Versorgung unter Berücksichtigung der Schweregrade der Arbeit in erster Linie unter dem Aspekt nachweisbarer Erfolge im Speisenplanzeitraum zu betrachten ist. So werden auch die Grenzen tolerierbarer Abweichungen von den vorgegebenen Ernährungsrichtsätzen in erster Linie auf das Durchschnittsergebnis von vorgenommenen Überprüfungsmaßnahmen angewendet. Im Lichte der vorgelegten Untersuchungsergebnisse sind die von den Hygieneorganen angewendeten Toleranzen als durchaus real einzuschätzen und von Seiten der Gemeinschaftsküchenpraxis einhaltbar. Schwieriger wird dies bei deren Bezogenheit auf das einzelne Gericht. Hier bedarf es einer exakten küchentechnischen Handhabung einflußnehmender Faktoren im Arbeitsablauf, mit denen das noch vorhandene Ausmaß zu weitgehender Abweichungen einzuschränken ist.

Mit der Leitung des Betriebes und dem Küchenkollektiv werden hierzu noch weitere Beratungen geführt und Unterstützungsmaßnahmen vorgenommen, wobei gemeinsame Erfahrungen und Ergebnisse besonders über die von der Bezirkshygieneinspektion betriebene „Bezirkslehrküche für gesunde Ernährung" einer verbreiterten Anwendung in der Großküchenpraxis zuzuführen sind.

Dr. G. Gehlert
Bezirkshygieneinspektion
Dresden

Kurzberichte – Kurzinformationen

- Die Einrichtung von Diätberatungsstellen für Übergewichtige an jedem Krankenhaus und jeder Poliklinik schlagen Cottbuser Ärzte vor (Dt. Gesundh.-Wesen, **30** (1975) S. 1430). An der Medizinischen Poliklinik des Bezirkskrankenhauses besteht seit 3 Jahren eine derartige Diätberatungsstelle, in der z. Z. 216 Patienten betreut werden. Verordnet wird eine Reduktionskost von 1000 oder 1200 kcal/Tag. Die durchschnittliche Gewichtsabnahme beträgt 2,2 kg im Monat. Die Autoren machten folgende Erfahrung: Die Bereitschaft zur Gewichtsabnahme war um so größer, je stärker die körperlichen Beschwerden waren, hervorgerufen durch Herz-Kreislauf-Erkrankungen, Cholezystopathien und arthrotische Veränderungen der Gelenke. Jüngere Übergewichtige hatten in der Regel keine körperlichen Beschwerden. Sie erhofften sich aber von einer Gewichtsreduzierung mehr Ansehen in der Gemeinschaft und größere Chancen bei der Partnerwahl. Für den Verzicht ihnen liebgewordener Eßgewohnheiten wurde ihnen etwas Gleichwertiges geboten! Wo diese Motivation fehlt, ist es sehr schwer, einen Übergewichtigen zur Gewichtsabnahme zu bewegen. Die Forderung „Dispensaire für Übergewichtige“ sollte man ernst nehmen, nicht nur angesichts der teilweise schweren Krankheiten, die die Fettsucht nach sich zieht, sondern auch hinsichtlich der Belastungen, die sich aus der Fettsucht für Gesundheitswesen und Volkswirtschaft ergeben.

- Gewichtszunahme ist häufig die Folge von veränderten Lebensbedingungen, wenn sich die Betreffenden nicht rechtzeitig und ausreichend dem Kalorienbedarf unter den neuen Bedingungen anpassen. Folgende Phasen sind besonders zu beachten:
  - Pubertät
  - Klimakterium
  - Genesungszeit nach schweren Krankheiten
  - Berufswechsel (Qualifizierung!)
  - Milieu- und Ernährungswechsel (z. B. Armeedienst, Heirat)
  - psychische Krisen (z. B. Kummer, Einsamkeit)·

- Prof. J. Kühnau, international anerkannter Ernährungsphysiologe in der BRD, äußerte sich in einem Gespräch mit der BRD-Zeitschrift „Die Zeit“ zum Vegetarismus u. a. wie folgt: Leute, die ausschließlich Pflanzliches zu sich nehmen, wie etwa in England die Anhänger der Vegan-Bewegung, sind, das haben Untersuchungen ergeben, alle anämisch. Gewisse tierische Proteine sind durch keine anderen Nahrungsmittel zu ersetzen. Fleisch ist nicht unbedingt nötig, wenn man Milch und Eier ißt. Gegen einen gemäßigten Vegetarismus ist nichts einzuwenden.

  Im übrigen zeigt der hohe Krankheitsstand in den Entwicklungsländern, daß auch eine Ernährung, die sich im wesentlichen aus Reis zusammensetzt und zu wenig tierische Produkte enthält, gesundheitsschädigend ist. Eiweiß- und Vitaminmangel führen zur Senkung des Intelligenz-Quotienten. Im allgemeinen sterben diese Menschen relativ zeitig und halten nicht durch, wenn sie körperlichen Belastungen und Streßsituationen ausgesetzt sind. Sie sind auch anfälliger gegen Infektionskrankheiten.

- Nach 15 Jahren Trinkwasserfluoridierung in Karl-Marx-Stadt liegen jetzt u. a. folgende Ergebnisse vor: Bei den 6- bis 10-jährigen und bei den 11- bis 15-jährigen Kindern ist ein Kariesrückgang von 79 bzw. 59% eingetreten! Die Kinder mit primär gesundem Gebiß sind häufiger geworden; der Erstkariesbefall ist um 2 Jahre hinausgezögert. Der Anteil der zwei- und mehrflächigen Kariesläsionen bzw. Füllungen beträgt nur 14,5%, während ihr Anteil in fluorarmen Trinkwassergebieten um das Doppelte höher ist. – Im Rahmen eines zentral geleiteten Programms werden bis 1985 ca. 47% der DDR-Bevölkerung mit fluoridiertem Trinkwasser versorgt werden. (W. Künzel, Med. aktuell (1974) Sonderheft, 21).

- In Großbritannien unterziehen sich neuerdings zahlreiche Männer Schlankheitskuren. Der Grund: Ihre Frauen oder Freundinnen sind der Meinung, daß sie zu dick sind und wünschen sich „schöne“ Männer.

- Vor fast 40 Jahren in einer wissenschaftlichen Arbeit zum Thema „Weshalb wird so wenig Vollkornbrot verzehrt?“: Es ist eigentlich kaum verständlich, daß die Erörterungen für oder gegen das Vollkornbrot nicht schon lange zu einem endgültigen und einstimmig vertretenen Abschluß gekommen sind. Die unbestrittene Tatsache, daß sich im Vollkornbrot wertvolle Ergänzungsstoffe vorfinden, die in anderen, gleich billigen Nahrungsmitteln überhaupt nicht oder nur in ganz ungenügender Weise enthalten sind, läßt das Vollkornbrot für die Ernährung unentbehrlich erscheinen. Darüber sollte doch keinerlei Meinungsverschiedenheit mehr möglich sein, daß das Vollkornbrot unbedingt auf unseren Eßtisch gehört.

  Auf Grund statistischer Erhebungen stellte sich heraus, daß über die Hälfte der Bevölkerung einer Großstadt niemals oder fast niemals gröbere Brotsorten verzehrt. Der Grund dafür: Man sei anderes Brot gewöhnt und sehe keine Veranlassung, von dieser Gewohnheit zu lassen. Zur Steigerung des Vollkornbrotverzehrs empfiehlt der Autor u. a.: Die Werbung muß verstärkt und zweckmäßiger gestaltet werden, etwa nach dem Leitsatz „Jedem täglich eine Scheibe Vollkornbrot“. Außerdem sollten Hersteller qualitativ besonders guter Vollkornbrote öffentlich genannt werden. (Diese Empfehlungen sind fast 40 Jahre alt!)

Tagungen – Mitteilungen

Probleme der Produktion und Versorgung mit Obst im Zusammenhang mit einer rationellen Ernährung der Bevölkerung

Bericht über das 6. Seminar der Sektion Ernährungswirtschaft der Gesellschaft für Ernährung in der DDR am 22. und 23. April 1975 in Pillnitz

Das Seminar fand in Zusammenarbeit mit dem Institut für Obstforschung der Akademie der Landwirtschaftswissenschaften der DDR statt. Nachdem bei den vorangegangenen Seminaren Querschnittsprobleme der Ernährung behandelt worden waren, widmete sich die Sektion erstmalig zweigspezifischen Fragen. Eine kontinuierliche Versorgung der Bevölkerung der DDR mit Frischobst und Obsterzeugnissen ist von besonderer Bedeutung, da durch den Konsum von Obst und -produkten eine Komplettierung des Nährstoffangebotes und eine teilweise Substitution kalorienreicher Nahrungsmittel mit einem hohen Geschmacks- und Genußwert verbunden ist.

In 9 Fachvorträgen und 4 Arbeitsgruppenberatungen wurden die über 100 Teilnehmer mit den vielschichtigen Problemen der Obstwirtschaft vertraut gemacht. Auf einer Exkursion zum Kooperationsverband „Elbeobst" in Borthen bei Dresden, der auf 1800 ha neue Apfelanbauflächen geschaffen hat, wurden die industriemäßige Apfelproduktion sowie moderne Lagerungsformen und Abpackmethoden demonstriert.

„Zur Situation der Obstversorgung und ihren Perspektiven" sprach Dr. Busch (Institut für Obstforschung, Dresden-Pillnitz). Der Obstkonsum pro Kopf der DDR-Bevölkerung betrug 1973/74 68,8 kg, davon 17,2 kg Südfrüchte. Typisch für die Obstproduktion in der DDR waren in der Vergangenheit eine historisch bedingte Zersplitterung des Obstanbaues und veraltete Anbauformen. Das führte zu erheblichen Ertragsschwankungen. Auf Grund eines Ministerratsbeschlusses sind jetzt in den Schwerpunktbezirken Potsdam, Halle, Dresden, Erfurt und Leipzig 15000 ha neue Obstflächen in großen Komplexen entstanden. Ausgehend vom Ertragsverlauf bis zur Haupternte, die bei Äpfeln nach 4–5 Jahren und bei Süßkirschen erst nach 10 Jahren erfolgt, wird in der DDR die Verbesserung der Frischobstversorgung vor allem durch eine Steigerung der Apfelproduktion angestrebt.

Bei seinem Vortrag **„Zur Bedeutung der Obstversorgung für eine gesundheitsfördernde Ernährung"** erläuterte Prof. Dr. med. Krauß (Städt. Klinikum, Berlin-Buch) die große Bedeutung eines steigenden Obstverbrauchs bei der Bekämpfung der Übergewichtigkeit. Durch den geringen Gehalt an Kalorien, den hohen Gehalt an Mineralstoffen (besonders Kalium, Kalzium und Phosphor) und an Vitamin C sowie die enthaltenen Rohfaserbestandteile wirkt sich Obst bei der gegenwärtigen Ernährungssituation besonders positiv auf den menschlichen Organismus aus. Anschaulich demonstrierte Dr. habil. Zobel (Zentralinstitut für Ernährung, Potsdam-Rehbrücke) in seinem Vortrag **„Zur Verwendung von Obst im Ernährungsregime"**, wie vielseitig Obst und -produkte auch in der Gemeinschaftsverpflegung verwendet werden können. Vorschläge für neue Obst- sowie Obst-Gemüse-Salate fanden große Aufmerksamkeit. Das Frischobstangebot in den gastronomischen Einrichtungen muß verbessert werden. Für Großverbraucher müssen Kompottfrüchte in zunehmendem Maße in Großabpackungen geliefert werden. Wünschenswert wäre weiterhin die Herstellung von Fruchtpasten und -riegeln sowie eine Produktionssteigerung bei Fruchtmuttersäften. Letztere sollte zu Lasten der Fruchtsirupherstellung gehen.

Dr. habil. Fehrmann (Institut für Obstforschung, Dresden-Pillnitz) referierte über **„Ökonomische Probleme der Obstproduktion"**. Für die Steigerung einer vielseitigen Obstproduktion, die jetzt gemäß Ministerratsbeschluß industriemäßig erfolgen soll, ist eine optimale Auslastung des Arbeitszeitfonds notwendig. Besonders durch Mechanisierung, rationelles Arbeiten und sozialistische Gemeinschaftsarbeit in den neuen Anbaugebieten wird es möglich werden, die Eigenerzeugung von Obst, besonders an Äpfeln, wesentlich zu erhöhen.

In seinem Vortrag **„Zur rationellen Gestaltung des Vertriebssystems und der Kooperationsbeziehungen zwischen Handel und Produktion"** diskutierte Herr Höppner (KOV „Havelobst", Werder) die Probleme, die mit einer Konzentration der Obstproduktion verbunden sind und deren Bewältigung eine einheitliche Leitung, Planung, Bilanzierung und Vertriebsorganisation erfordert. Als spezielle Anforderungen in der Zukunft werden genannt:

- Sicherung einer guten Produktqualität mit hoher Stabilität und Kontinuität im Angebot entsprechend dem Bedarf der Bevölkerung, der Großverbraucher und der Verarbeitungsindustrie
- Rationalisierung und Konzentration im Bereich der Lagerwirtschaft und Aufbereitung sowie beim Warenumschlag einschließlich Aufbau neuer spezifischer Vertriebslinien (Frischdienst!)
- Entwicklung neuer Angebotsformen (u. a. Abonnement- und Stückverkauf) sowie Ausbau und Rationalisierung des Einzelhandelsnetzes.

Frau Dr. Semmler (Hygiene-Museum, Dresden) wies bei ihren Ausführungen zum Thema **„Möglichkeiten zur Steigerung des Obstverbrauches durch Ernährungserziehung"** u. a. darauf hin, daß beim Konsumenten eine Bereitschaft zum höheren Obstverbrauch erreicht werden muß. Obst läßt sich zu Mahlzeiten auch in Kombination mit anderen Nahrungsmitteln (Fleisch, Fisch, Ei) verarbeiten. Durch gezielte Werbung und Ernährungsaufklärung (verschiedene Informationsmöglichkeiten wurden vorgetragen) wird der Verbraucher

bereit sein, mehr Obst zu verzehren, zumal Obst bei guter Qualität einen hohen Genußwert besitzt.
Wesentlich für eine Erhöhung des Obstverbrauches ist auch das Angebot eines breiten Sortimentes an Verarbeitungsprodukten, wie Dr. Neumann (Zentrale Wirtschaftsvereinigung OGS, Berlin) in seinem Vortrag „**Zu Fragen der Sortimentsentwicklung bei Obst**" ausführte. Vorgesehen sind u. a.: Fruchtmixerzeugnisse auf Apfelmusbasis (Zusatz von Johannisbeeren, Himbeeren, Ananas u. dgl.), Steigerung der Produktion von Sterilkonserven mit reduziertem Zuckergehalt, neue Fruchtsaftkombinationen (z.B. Holunder-Birne, Orange-Möhre), aromatisierte und kalorienreduzierte Marmeladen.
Dr. Bock (Zentralinstitut für Ernährung, Potsdam-Rehbrücke) behandelte in seinem Referat „**Sortimentserweiterung durch den Einsatz von Enzymen bei der Obstverarbeitung**" auch die an Bedeutung zunehmende enzymatische Gewebemazeration. Durch dieses Verfahren wird das kompakte Pflanzengewebe in Einzelzellen zerlegt, so daß ein trinkfähiges Obstprodukt erhalten wird, das besonders durch seinen hohen Rohfasergehalt ernährungsphysiologisch wertvoll ist.

Über „**Moderne Verfahren der Obst-, speziell der Apfellagerung**" berichtete Prof. Dr. Stolle (Martin-Luther-Universität, Halle-Wittenberg). Hauptaufgabe der Lagerung ist ein Ausgleich zwischen Kontinuität der Produktion und Diskontinuität des Verbrauchs. In Abhängigkeit von der erforderlichen Lagerdauer können Behelfsläger, Läger mit Wärmedämmung (maschinelle Kühlung) sowie solche mit zusätzlicher Gassperre verwendet werden.
Den Vorträgen schlossen sich Beratungen in 4 Arbeitsgruppen an. Hierbei wurden Probleme der Produktionssteigerung und Sortimentsentwicklung, der Verbrauchsentwicklung, der Obstverarbeitung sowie der Zirkulations- und Distributionsprozesse diskutiert. Schwerpunkte der Diskussion waren die prognostischen Vorstellungen über die Verbrauchs- und Produktionsentwicklung und deren Realisierbarkeit. Die starke Konzentration auf den Apfel und hier wiederum ganz ausgeprägt auf eine Sorte ('Gelber Köstlicher') erlaubt eine schnelle Steigerung des Obstverbrauchs. Aufgabe der in die weitere Zukunft zielenden Entwicklung ist es, dem Verbraucher ein breites Obstsortiment, speziell auch ein breiteres Apfelsortiment, anzubieten. W. Fischer

Die Frau und die Ernährung

Bericht über den XVIII. Kongreß der Slowakischen Gesellschaft für rationelle Ernährung in Tatranska Lomnica, ČSSR, vom 28.—30. April 1975

Die diesjährige Tagung stand aus Anlaß des von den Vereinten Nationen verkündeten Internationalen Jahres der Frau unter dem Motto „Die Frau und die Ernährung". Die etwa 30 gehaltenen Vorträge waren folgenden Problemkreisen gewidmet:

- Die Stellung der Frau in der sozialistischen Gesellschaft und der Beitrag der Lebensmittelindustrie und gesellschaftlichen Speisenwirtschaft zur Verwirklichung der Gleichberechtigung der Frau
- Die Verantwortung und die Rolle der Frau bei der Herausbildung richtiger Ernährungsgewohnheiten
- Die Reduzierung der Hausarbeit, insbesondere der Speisenzubereitung, mit dem Ziel, Zeit für die allseitige Entwicklung der Frau zu gewinnen
- Die Ernährung der weiblichen Jugendlichen sowie der Frau unter Berücksichtigung von Arbeitsschwere, Alter, Schwangerschaft und Stillperiode.

Aus der Fülle der behandelten Probleme seien nur einige erwähnt:

- Ein Vertreter des Ministeriums für das Schulwesen der SSR betonte, daß die Schule noch nicht in vollem Maße ihrer Rolle bei der Erziehung zu richtigen Ernährungsgewohnheiten gerecht wird. Bei der gegenwärtigen Ausarbeitung eines neuen komplexen Erziehungssystems, das die Herausbildung sozialistischer Persönlichkeiten zum Ziel hat, werde auch die Ernährung mehr beachtet. Dabei wird nicht nur die medizinische Seite der Ernährungslehre vermittelt, sondern im Mittelpunkt werden auch gesellschaftliche Aspekte der Ernährung sowie Probleme der Nahrungsmittelproduktion, Technologie und des wirtschaftlichen Umgangs mit Nahrungsmitteln stehen. Es sei wichtig, daß auch die Mütter mit diesen Problemen vertraut gemacht werden, zumal Ernährungsgewohnheiten auch schon im Vorschulalter geprägt werden.
- Ein Vertreter des Slowakischen Ministeriums für Landwirtschaft und Ernährung äußerte den Standpunkt, daß hinsichtlich der Agrarproduktion nunmehr immer stärker die Probleme der Qualität im Sinne der rationellen Ernährung (einschließlich der gesundheitsfördernden Ernährung) beachtet werden müssen.
- Die Bemühungen der Lebensmittelindustrie sind darauf gerichtet, Zeiteinsparungen bei der Endfertigung der Speisen zu erzielen. Dies ist ein bedeutender Aspekt bei der Sortimentspolitik, dem aber noch stärkere Beachtung zu schenken ist.
- Die Beiträge, die sich mit der Verbesserung der Schulspeisung und des Werkküchenessens beschäftigten, zeigten deutlich, daß zur Lösung der Probleme erhebliche materielle und finanzielle Mittel erforderlich sind und daß es in zunehmendem Maße darauf ankommt, in diesen Bereichen Arbeitskräfte einzusparen sowie deren Arbeitsbedingungen zu verbessern.

Prof. Dr. Schmandke, Vorsitzender der Gesellschaft für Ernährung in der DDR, überbrachte die Grüße der Schwestergesellschaft. Mit Vorträgen waren am Programm beteiligt Dr. Groß (Zentralinstitut für Ernährung, Potsdam-Rehbrücke) sowie Prof. Dr. Stündel und Dr. Witzmann (Handelshochschule, Leipzig). Dr. H. Groß

Aromaprobleme in Nahrung und Ernährung. 4. Möglichkeiten und Grenzen instrumenteller Analysenmethoden

Rödel, W. und *R. Schrödter*

Ernährungsforschung **20** (1975) H. 6, S. 163

SHP für kalorienreduzierte Nahrungsmittel. Einsatz von neuartigen, gelbildenden Stärkehydrolyseprodukten in der Lebensmittelindustrie

Richter, M., F. Schierbaum und *S. Augustat*

Ernährungsforschung **20** (1975) H. 6, S. 168

Erleichterung der Hausarbeit — eine umfassende Aufgabe

Groß, H.

Ernährungsforschung **20** (1975) H. 6, S. 172

Ätiologische Faktoren und Lebensweise in der Genese des Diabetes mellitus, unter besonderer Berücksichtigung der Ernährung

Bruns, W.

Ernährungsforschung **20** (1975) H. 6, S. 175

Die perspektivischen Aufgaben auf dem Gebiet der Diätetik

Vetter, K.

Ernährungsforschung **20** (1975) H. 6, S. 180

Vergleichende Untersuchungen zur ernährungsphysiologisch bilanzierten Gemeinschaftsverpflegung in Gegenüberstellung zu deren chemisch analysierter Beschaffenheit. 2. Mitteilung

Gehlert, G.

Ernährungsforschung **20** (1975) H. 6, S. 186

Probleme der Produktion und Versorgung mit Obst im Zusammenhang mit einer rationellen Ernährung

Tagungsbericht

Ernährungsforschung **20** (1975) H. 6, S. 191

Die Frau und die Ernährung

Tagungsbericht

Ernährungsforschung **20** (1975) H. 6, S. 192

FSC
www.fsc.org
MIX
Papier | Fördert gute Waldnutzung
FSC® C083411

Zeitfracht Medien GmbH
Ferdinand-Jühlke-Straße 7
99095 Erfurt, Deutschland
produktsicherheit@kolibri360.de